作業療法をはじめよう

COPM・AMPS・ESI スターティングガイド

第2版

編集 吉川 ひろみ
県立広島大学保健福祉学部保健福祉学科作業療法学コース・教授

医学書院

編者略歴 吉川ひろみ

1960年，長野市生まれ。1982年，国立療養所東京病院附属リハビリテーション学院卒業。奥鹿教湯温泉病院，篠ノ井総合病院勤務を経て，1986年に群馬大学医療技術短期大学部作業療法学科助手。1990年，日本大学通信教育部文理学部史学専攻卒業。1993年，米国ウェスタンミシガン大学作業療法学科修士課程修了。帰国後，1994年に西広島リハビリテーション病院にて臨床に戻る。1995年から広島県立保健福祉短期大学（当時）にて後進の指導にあたる。2004年より広島県立保健福祉大学教授，2005年より県立広島大学保健福祉学部教授。2010年，吉備国際大学で博士（保健学）取得。
主著に『「作業」って何だろう 作業科学入門 第2版』（医歯薬出版，2017年），『カナダモデルで読み解く作業療法』（シービーアール，2018年），共著に『作業療法がわかる COPM・AMPS実践ガイド』（医学書院，2014年），『作業療法の話をしよう―作業の力に気づくための歴史・理論・実践』（医学書院，2019年），『倫理でスッキリ 医療従事者のモヤモヤ解消法』（シービーアール，2020年）などがある。
日本作業療法教育学会会長，作業遂行研究会会長，プレイバックシアター劇団しましま代表，リスニングアワー認定トレーナー。

ウェブサイト「作業とストーリー」
https://hiromiosotpb.jimdofree.com/

YouTube チャンネル
https://www.youtube.com/@yo4kawahiro3

作業療法をはじめよう
―COPM・AMPS・ESI スターティングガイド

発　行	2008年11月15日 第1版第1刷
	2023年 8月15日 第1版第11刷
	2024年10月15日 第2版第1刷 Ⓒ

編　集　吉川ひろみ
発行者　株式会社　医学書院
　　　　代表取締役　金原　俊
　　　　〒113-8719　東京都文京区本郷1-28-23
　　　　電話　03-3817-5600（社内案内）
組　版　ビーコム
印刷・製本　リーブルテック

本書の複製権・翻訳権・上映権・譲渡権・貸与権・公衆送信権（送信可能化権を含む）は株式会社医学書院が保有します。

ISBN978-4-260-05664-9

本書を無断で複製する行為（複写，スキャン，デジタルデータ化など）は，「私的使用のための複製」など著作権法上の限られた例外を除き禁じられています．大学，病院，診療所，企業などにおいて，業務上使用する目的（診療，研究活動を含む）で上記の行為を行うことは，その使用範囲が内部的であっても，私的使用には該当せず，違法です．また私的使用に該当する場合であっても，代行業者等の第三者に依頼して上記の行為を行うことは違法となります．

JCOPY 〈出版者著作権管理機構 委託出版物〉
本書の無断複製は著作権法上での例外を除き禁じられています．複製される場合は，そのつど事前に，出版者著作権管理機構（電話 03-5244-5088，FAX 03-5244-5089，info@jcopy.or.jp）の許諾を得てください．

編集・執筆者一覧

［編集］

吉川ひろみ　県立広島大学保健福祉学部保健福祉学科作業療法学コース・教授

［執筆］（執筆順）

吉川ひろみ　県立広島大学保健福祉学部保健福祉学科作業療法学コース・教授

増田久美子　県立広島大学保健福祉学部保健福祉学科作業療法学コース・助教

塩津　裕康　中部大学生命健康科学部作業療法学科・講師

鈴木真理恵　鳥取県立中央病院リハビリテーション室

古山千佳子　県立広島大学保健福祉学部保健福祉学科作業療法学コース・教授

南　庄一郎　大阪府立病院機構大阪精神医療センターリハビリテーション室

高木　雅之　県立広島大学保健福祉学部保健福祉学科作業療法学コース・准教授

中澤　紀子　訪問看護ステーション Life Loop

鈴木　達也　聖隷クリストファー大学リハビリテーション学部作業療法学科・准教授

池内　克馬　県立広島大学保健福祉学部保健福祉学科作業療法学コース・助教

松澤　良平　イムス板橋リハビリテーション病院リハビリテーション科・主任

今元　佑輔　県立広島大学保健福祉学部保健福祉学科作業療法学コース・助教

西田　征治　県立広島大学保健福祉学部保健福祉学科作業療法学コース・教授

山口千比呂　西条市民病院リハビリテーション部

山地　早紀　キナシ大林病院リハビリテーション科

坂本　千晶　県立広島大学保健福祉学部保健福祉学科作業療法学コース・助教

第 2 版
は じ め に

　私が COPM（カナダ作業遂行測定）を知ったのは 1993 年です。何をしたい
かをクライエントに聞くというこの評価法の力を実感したのは，COPM を使っ
て，さまざまなクライエントの声を聞いたときです。

　AMPS（運動とプロセス技能評価）講習会を受講したのは 1997 年です。クラ
イエントが馴染みのある課題を行うところを観察するというこの評価法を知っ
たときから，世界の作業療法士たちと共有する作業療法を行う力をすでにもっ
ていたのだと感じました。

　AMPS の開発と普及を進めてきた Center for Innovative OT Solutions
（CIOTS）は，ESI（社会交流評価）と OTIPM（作業療法介入プロセスモデル）
を開発し，クライエント中心で作業中心の真のトップダウンアプローチを促進
してきました。

　机と椅子しかない部屋で白衣を着た作業療法士が，クライエントに質問して
も，クライエントの健康と幸福に近づく作業を知ることはできません。COPM
を正しく使えば，クライエントを作業的存在として理解することができ，クラ
イエントの力を奪うことなく，回復をもたらす作業をクライエント自身が行っ
ていく道筋が生まれます。

　クライエントにとって馴染みのない道具や環境で，クライエントの動作を観
察しても，クライエントの日常生活がうまくできるかどうかはわかりません。
AMPS の観察の視点を正しく使えば，何ができて何ができないか，どうすれば
できそうかがわかります。

　コミュニケーションに問題があるという人の社会交流について，ESI の観察
の視点を使えば，何が，どのように問題なのかがわかります。

　本書のメインタイトルは，『作業療法をはじめよう』としました。COPM と
AMPS と ESI は，作業療法をはじめる原動力となることでしょう。『作業療法
がわかる COPM・AMPS スターティングガイド』を出版してから 16 年がたち，
本書はその改訂版です。

　COPM が開発されたのは 1990 年で，開発メンバーのほとんどが退職し，専
用のウェブサイト（https://www.thecopm.ca/）から，世界に向けてマニュアル
や評価法を販売し，ニューズレターを発行しています。日本語マニュアルと評
価表も，このウェブサイトから購入できます。

　AMPS と ESI を開発し講習会を運営していた CIOTS は，新型コロナウイル
スによるパンデミックの影響を受け，2024 年に閉鎖されました。AMPS と ESI

の講習会再開の目処が立たない状況は続いています。しかし，本書に掲載した技能項目は，世界的な作業療法の教科書『Willard and Spackman's Occupational Therapy』の第 14 版（2023 年），アメリカ作業療法協会の『Occupational Therapy Practice Framework: Domain and Process』の第 4 版（2020 年）でも紹介されています。つまり，遂行技能の項目名は世界の作業療法士たちの共通語となりつつあります。

　世界作業療法士連盟の作業療法の声明（2010 年）では「（作業療法の）成果はクライエントが決め，多様であり，参加や作業参加から得られる満足，あるいは作業遂行上の向上において測定される」とあります。これは，COPM で知り得たクライエントの作業の満足と AMPS や ESI で測定し得る遂行上の向上を意味しているとも読み取れます。

　COPM と AMPS を知ってから，作業療法士はよい仕事だと心底思えるようになりました。作業を聞いて遂行をみることは，作業療法に欠かせない要素です。評価も介入も成果も記録も作業で示し続ければ，作業療法は誰にとってもわかりやすい大事な仕事になります。病気や障害よりも，生活機能をみようという流れは，他の分野にも広がりつつあります。作業療法は，その名のとおり，クライエントの作業に着目して，クライエントの作業がうまくできるようにすることを専門としています。COPM と AMPS と ESI の知識を得て，この知識を使う技能を修得することで，作業療法士としての自信が高まり，世の中の人たちが作業療法をわかりやすいと感じるようになるでしょう。リハビリではなく作業を，障害ではなく作業遂行を，クライエントとともに語り，環境を整え，経験を分かち合う作業療法士が増えることを期待して，本書をまとめました。

　　2024 年 8 月

　　　　　　　　　　　　　　　　　　　　　吉川ひろみ

初版
は じ め に

　私は，作業療法士としての仕事に意味を見出すことが，なかなかできずにいました。

　病院や施設で，患者や利用者が"作業"をしています。彼らは自分がした作業の報酬を受け取るのではなく，逆に診療費や利用料を支払っています。そんな作業療法の現場を見て，私はおかしな光景だと思いました。作業ができない人は，病気であったり怪我をしていたりという状態なので，まずは病気や怪我を治して，それから作業をすればよいと思ったからです。誰でも病気や怪我をしたら，それまでしていた「作業」を休みます。学校や仕事を休んでも病気や怪我が理由なら世間では仕方がないと思われているので，怠けていると叱られることもありません。ところが，**作業療法では，病気や怪我の状態でも，できる範囲で少しずつ作業をすれば，それが治療になり，早く健康になれる**というのです。

　学生時代も作業療法士になってからも，かご編み，積み木，ぬり絵などが本当に治療になると，本気で信じることはできませんでした。デイケア利用者と一緒にバレーボールやトランプをして遊んでいるように見えることをして給料をもらうのは悪いように感じていました。それでも，木片にやすりがけをする漸増抵抗運動や，絵を描いて深層心理を表現することが一種の治療なのだとすることに慣れ始めた頃，COPM（シーオーピーエム：カナダ作業遂行測定）とAMPS（アンプス：運動とプロセス技能評価）に出会いました。どちらも1993年のアメリカの「作業療法雑誌」（American Journal of Occupational Therapy）に紹介されていたものです。

　COPMは，「**クライエントに何をしたいかを聞く**」という単純な手法です【**第1章**】。目新しい概念ではありませんでしたが，COPM開発グループの代表者であるマリー・ロー（Mary Law）のADL評価に関する論文や，COPMマニュアルを読み進めるうちに，カナダの作業療法士たちの真摯な取り組みに感心しました。そしていざCOPMを実際に使ってみると，さまざまに気がつかされるポイントがあったのです。「作業療法が目指すものは何なのか」を考え，これまでの自分とクライエントの関係を見直すことにも繋がりました。その後，1998年にみずからCOPMマニュアルの原著第2版を翻訳することになり，周囲とともにCOPMを本格的に臨床で使い始めてから，本当にじわじわと"クライエント中心の作業療法"を知ることができたように思います。

　AMPSは，クライエントが自身のやり方で料理や掃除などの日常生活の作業をしているところを観察して，**行為の円滑さの度合いを点数で表す評価法**です【**第2章**】。

　1997年にカナダのトロントで開催された5日間に及ぶAMPS講習会参加後の達成感や充実感は格別でした。AMPSを開発したアン・フィッシャー（Anne Fisher）は，作業に焦点を

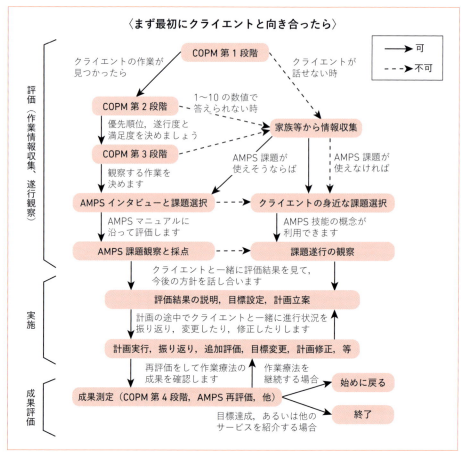

図　COPMとAMPSを導入した作業療法フローチャート

当てたトップダウンアプローチを強力に推進していました．2000年からは日本でもAMPS講習会が開催されるようになって，私も講師を務めるようになってから，作業療法という領域独自の視点と，ここにある確実な技術を感じることができるようになりました．

　COPMとAMPSを知ってから，作業療法士はよい仕事だと心底思えるようになりました．COPMとAMPSを1人でも多くの作業療法士に知ってほしいという気持ちから，この本を書きました．さらに，COPMやAMPSを使うこと（図）を通して，作業療法全体を見直す視点をもつことができたので，作業療法の捉え方についても書いてみました【第3章，第4章】．

　COPMもAMPSも，それぞれ1つの測定手段に過ぎませんが，この事柄を測る道具を使って，考え，実践することで，将来の作業療法が発展していく可能性を感じています．

2008年10月

吉川ひろみ

目次 Contents

編集・執筆者一覧 iii
第2版 はじめに v
初版 はじめに vii

第1章 好きこそものの上手なれ
幸せを感じる作業を見つける COPM .... 吉川ひろみ 1

1 COPM 開発の背景 2

2 クライエント中心から協働関係へ 3
  1 作業遂行と結びつきのカナダモデル 5
  2 クライエント中心の可能化のモデル 8
  3 可能化の基盤 9
  4 カナダ実践プロセス枠組み 10
  5 作業参加のカナダモデル 10
  6 協働関係に焦点を当てた作業療法 11
  7 カナダ作業療法相互関係実践プロセス 11
  8 コアップ 12

3 COPM の実施手順 12
  第1段階 作業の特定 12
  第2段階 重要度の評定 19
  第3段階 作業の選択 20
  第4段階 作業の遂行度と満足度の評定 21
  第5段階 遂行度と満足度の再評価 24

4 介護者との COPM 25

5 COPM から始まる作業療法 29
COPM Q&A 31
文献 37

第 2 章 習うより慣れろ
できてる加減を測る AMPS と遂行分析 ……………… 吉川ひろみ　**39**

1 AMPS 開発の背景 ……………………………………………………………… **40**
　1　遂行の質 ……………………………………………………………………… **40**
　2　遂行技能 ……………………………………………………………………… **41**
　3　項目反応理論を使用した評価 …………………………………………… **42**

2 遂行技能項目 ……………………………………………………………………… **45**
　安定している（スタビライズ, Stabilizes） ……………………………… **46**
　傾かない（アラインズ, Aligns） …………………………………………… **46**
　位置づける（ポジションズ, Positions） …………………………………… **47**
　手を伸ばす（リーチズ, Reaches） ………………………………………… **47**
　身体を曲げる（ベンズ, Bends） …………………………………………… **48**
　持つ（グリップス, Grips） …………………………………………………… **48**
　指先で扱う（マニピュレーツ, Manipulates） …………………………… **48**
　両側で扱う（コーディネーツ, Coordinates） …………………………… **49**
　動かす（ムーブズ, Moves） ………………………………………………… **49**
　持ち上げる（リフツ, Lifts） ………………………………………………… **49**
　歩く（ウォークス, Walks） …………………………………………………… **50**
　持ち運ぶ（トランスポーツ, Transports） ………………………………… **50**
　力を加減する（キャリブレーツ, Calibrates） …………………………… **50**
　滑らかに動く（フローズ, Flows） ………………………………………… **51**
　疲れない（エンデュアーズ, Endures） …………………………………… **51**
　ペースを保つ（ペーシズ, Paces） ………………………………………… **52**
　注意がそれない（アテンズ, Attends） …………………………………… **52**
　目的に沿う（ヒーズ, Heeds） ……………………………………………… **52**
　選ぶ（チュージズ, Chooses） ……………………………………………… **53**
　使う（ユージズ, Uses） ……………………………………………………… **53**
　気をつけて扱う（ハンドルズ, Handles） ………………………………… **54**
　情報を集める（インクワイアーズ, Inquires） …………………………… **54**
　始める（イニシエーツ, Initiates） ………………………………………… **54**
　続ける（コンティニューズ, Continues） ………………………………… **55**
　順序よく行う（シークエンシズ, Sequences） …………………………… **56**
　止める（ターミネーツ, Terminates） ……………………………………… **56**
　探して見つける（サーチズ／ロケーツ, Searches/Locates） …………… **56**
　集める（ギャザーズ, Gathers） …………………………………………… **57**

空間を整える（オーガナイズ, Organizes）..57

片づける（レストアーズ, Restores）..57

ぶつからない（ナビゲーツ, Navigates）..58

気づいて反応する（ノーティス／レスポンズ, Notices/Responds）..58

調節する（アジャスツ, Adjusts）..58

問題が起きるのを防ぐ（アコモデーツ, Accommodates）..59

問題を繰り返さない（ベネフィッツ, Benefits）..59

3 遂行分析..60

1 遂行分析と活動分析の違い..60

2 作業分析..61

4 トップダウンアプローチ..63

1 介入モデル..64

2 クライエントの作業中心の介入..65

5 遂行分析と AMPS..67

1 インフォーマルな遂行分析..67

2 AMPS 実施手順..68

3 スクール AMPS..72

AMPS・遂行分析 Q&A..74

文献..76

第**3**章 ひとりじゃない
社会交流を測る ESI..吉川ひろみ **77**

1 ESI の背景..78

1 観察可能な最小単位のつながり..78

2 社会交流課題の種類..79

2 社会交流技能項目..81

始める（アプローチズ／スターツ, Approaches/Starts）..81

終わる（コンクルーズ／ディスエンゲージズ, Concludes/Disengages）..81

はっきり話す（プロデューススピーチ, Produces speech）..82

ジェスチャーを使う（ジェスティキュレーツ, Gesticulates）..82

滑らかに話す（スピークスフルーエントリー, Speaks fluently）..82

相手に向かう（ターンズトゥワーズ, Turns towards）..83

目を合わせる（ルックス, Looks）..83

距離をとる（プレイシズセルフ, Places self）⸺⸺⸺83

触れる（タッチズ, Touches）⸺⸺⸺84

制御する（レギュレイツ, Regulates）⸺⸺⸺84

質問する（クエスチョンズ, Questions）⸺⸺⸺84

返答する（リプライズ, Replies）⸺⸺⸺85

開示する（ディスクロージズ, Discloses）⸺⸺⸺85

感情を示す（エクスプレスエモーションズ, Ecpresses emotions）⸺⸺⸺86

反対の意思を示す（ディスアグリーズ, Disagrees）⸺⸺⸺86

感謝する（サンクス, Thanks）⸺⸺⸺86

話を移行する（トランジションズ, Transitions）⸺⸺⸺87

返答のタイミング（タイムスレスポンス, Times response）⸺⸺⸺87

話す長さ（タイムスデュレーション, Times duration）⸺⸺⸺87

順番を守る（テイクスターンズ, Takes turns）⸺⸺⸺88

合った言葉を使う（マッチズランゲージ, Matches languages）⸺⸺⸺88

明確にする（クラリファイズ, Clarifies）⸺⸺⸺88

交流しやすくする（アクノレッジ／エンカレッジズ, Acknowledges/Encourages）⸺⸺⸺89

共感を示す（エンパサイズ, Empathizes）⸺⸺⸺89

目的に沿う（ヒーズ, Heeds）⸺⸺⸺90

問題が起きるのを防ぐ（アコモデーツ, Accommodates）⸺⸺⸺90

問題を繰り返さない（ベネフィッツ, Benefits）⸺⸺⸺90

3 作業療法士に必要な社会交流技能⸺⸺⸺91

4 ESI の実施手順⸺⸺⸺91

5 社会交流を改善する作業療法⸺⸺⸺92

文献⸺⸺⸺94

第**4**章 旅は道連れ世は情け
作業療法の流れ　　　　　　　　　　　　　　　　吉川ひろみ　95

1 作業療法プロセスを説明する理論⸺⸺⸺96

  1 作業療法介入プロセスモデル⸺⸺⸺96

  2 作業療法実践枠組み⸺⸺⸺97

  3 コアップアプローチ⸺⸺⸺98

  4 作業療法教育における作業療法プロセスの位置づけ⸺⸺⸺101

2 中心にあるのは作業⸺⸺⸺101

  1 作業のトランザクショナルモデル⸺⸺⸺103

2 作業参加のカナダモデル		104
3 行動の背景となる理論		105
4 エビデンスに基づいた実践		108
5 リーズニング		110
文献		111

第 **5** 章　いつでもどこでも作業

事例 ……… 113

キャッチボールに挑戦	増田久美子	114
オシャレな靴	塩津　裕康	116
「楽しかった」の積み重ね	鈴木真理恵	118
教室の中の休憩所	古山千佳子	120
自分の思いを伝える	南　庄一郎	122
コミュニケーション力をつける	高木　雅之	124
悲願の就職	中澤　紀子	126
両親のために働き，朝食を作りたい	鈴木　達也	128
2分の1成人式での写真撮影	池内　克馬	130
他人の世話にならずに暮らしたい	松澤　良平	132
プレゼントをあなたに	今元　佑輔	134
ハート形の料理	西田　征治	136
一人暮らしのゴールに向かって	山口千比呂	138
病院でも銭太鼓の先生	山地　早紀	140
元校長の誇り	坂本　千晶	142

付録	145
あとがき	151
索引	153

装丁・本文デザイン　加藤愛子（オフィスキントン）
本文イラスト　坂木浩子（株式会社ぽるか）

第 **1** 章

好きこそものの上手なれ
幸せを感じる作業を見つける COPM

★1：1917年に設立された「全国作業療法促進協会（後のアメリカ作業療法協会）」の中心人物で，複数の学術誌の編集長を務め，詩作，楽器演奏など多趣味で，キルト手芸の本も執筆した。

あることに夢中になって，時間も悩みも忘れてしまう，という経験はありませんか。

作業療法の父といわれるウィリアム・ラッシュ・ダントン・ジュニア★1（William Rush Dunton Jr）は，1915年に「作業に治療的価値を認めていない精神科医は個人的に趣味となる作業をもっていないためではないか」と著書に書いています[1]。自分自身が何かの作業に没頭することで，平穏な日常を維持していることに気づいている人は，作業の効果を知っている人です。

負傷しても競技を続ける選手は，痛みをこらえているというよりは，「競技をする」という「作業」に夢中になって痛みを感じないのです。同じように，終末期を迎えた患者が，最後のコンサートや作品作りには生き生きとした姿をみせることもよくあります。その人が全身全霊を傾けてエネルギーを注ぐ作業をすることが，痛みや苦しみを追いやってしまうのです。

作業療法のクライエントが，悩みを忘れ，幸せな気分になる作業は何でしょうか。その作業がみつかれば，そしてその作業ができたならば，クライエントの生活は今よりよい状態になるでしょう。

クライエントにとって意味のある作業を探し，作業療法を行った後で，その作業に対するクライエントの思いに変化があったかどうかを測定するために開発されたのが，カナダ作業遂行測定（Canadian Occupational Performance Measure；COPM，シーオーピーエム）です。

1 COPM 開発の背景

★2：サービスが正当なものであることを確実に示すための仕組みや説明が求められます。治療者や介護スタッフは，クライエントに対してケアを提供しますが，作業療法ではクライエントが何かを行い，作業療法士はそばでみているだけだったりします。このサービスの質が高いかどうかは，この状況をみただけではわかりません。

1980年からカナダ作業療法士協会では作業療法の質の保証★2を考え始めました。作業療法とは何か，どのような言葉で説明されるべきなのかを考える活動のなかで，COPMは1990年にマリー・ロー（Mary Law）たちによって誕生したものです。

「質の保証を考える」ということは，作業療法というからにはこれをしていないと作業療法とはいえない，という基準を決めていこうということです。

作業療法士がセラピーとして行っていることを，第三者（患者の家族など）が客観的にみたときに，とても専門家のしていることにはみえないことが多いという事実があります。服を着たり，料理をしたり，編み物やスポーツをする人の近くにいるだけのようにみえる作業療法士が，特別な資格を持っているとは，その現場を少しみただけではわかりません。

作業療法の対象となる人も，子どもから大人までさまざまで，身体障害の方も精神障害の方も，みたところでは何も障害がなさそうな方もいます。作業療法士という専門職の専門性は，みえないのです。多くの人にとって，みえないことはわかり難いことです。そこで，作業療法士の専門性を，みえるように，わかりやすくする努力が必要になります。

カナダの作業療法士たちは考えました。「作業療法の専門性とは何だろう。作業療法士に必要不可欠な能力とは何だろう」。そして遂に答えをみつけました。それが「クライエント中心の実践」です。

2 クライエント中心から協働関係へ

作業療法士は，いろいろな年齢や障害の方と，いろいろな場所で，いろいろなことをしています。日常生活活動（activities of daily living；ADL）の評価法は，食事や歯磨きなど多くの人が共通に行う活動の自立度を測定するものです。しかし，何をどのように行うことが重要かは，人によって違います[★3]。

作業療法士が，クライエントに「何をしたいか」「何をする必要があるか」と問うことは，その人が自分らしく，その人が生活する社会で認められるような作業を見出すプロセスです。「あなたの周囲の人は，あなたが何をすることを期待していると思うか」と問うことは，その人が暮らす社会に適応するための手がかりとなる作業を探すことになります。

クライエントはCOPMをすることで，自分の作業を見つめ，自分の作業の問題に取り組み，解決を図る機会を得ます。自分の作業を自分で変えることは，自分の人生を自分で作っていくことにつながります。COPMはクライエントを，サービスの受け手という受け身の立場から，積極的な役割を果たす立場へと変えていきます。作業療法士は，COPMによってクライエントの意思を知ることができ，クライエントの満足，不満足を確認しながら仕事をするという習慣が身に付きます。誰のための作業療法かが常に明確になり，作業療法士として，自分が持っている知識や技能のどれが役立つのかを知ることができます。

クライエント中心の実践という言葉を最初に使ったのは作業療法士ではなく，精神科医のカール・ロジャース（Carl Rogers）です[2]。日本では，来談者療法などと訳されて，面接やカウンセリングの本のなかで紹介されています。ロジャースは，「クライエントにとって大

★3：21世紀の医療としてテーラーメイド（オーダーメイド）医療が提唱されています。これは，一人ひとりの遺伝子に合った予防や治療をしていこうということです。クライエント一人ひとりの個性に合わせたサービス提供という視点は作業療法と共通しています。

★4：作業ができるということと，作業の可能化と訳される「enabling occupation」は1997年と2007年に出版されたカナダ作業療法士協会の作業療法ガイドラインのタイトルとなりました[3,4]。

★5：collaboration を協業と訳す人もいますが，work with と説明されていることから，協働という訳が適切だと考えています。

★6：非言語的メッセージは，クライエントの視線や姿勢から読みとることができます。クライエントの服装や持ち物，クライエントの居室や自宅に，何があるか，どのように置かれているかも，メッセージを発しています。

★7：協働関係に焦点を当てた（collaborative relationship-focused）作業療法は，クライエント中心の作業療法の本質をわかりやすく言い換えたものです。

事なことを，一番よく知っているのはクライエントだ」という考えを持っていました。病気や障害のことは，作業療法士など医学やリハビリテーションの知識を持っている人がよく知っています。しかし，どんな作業がどんなふうにできたらよいかについて，最も豊富な情報源はクライエント自身です。クライエントにとって意味のある作業を決めるときに，診断名や障害の種類や重症度は，あまり関係がありません。カナダ作業療法士協会は，クライエント中心の実践を，クライエントが「作業ができること★4」を目的とした協働的アプローチであると定義しました[3,4]。

協働（collaboration）★5的アプローチというのは，それぞれが別の役割を持ちながらも，協力して共通の目標を達成するために，それぞれの得意な部分を活かして取り組んでいくというやりかたです。クライエントはクライエント自身のことをよく知っていますし，作業療法士は作業療法のことをよく知っています。クライエントは，自分がどんな作業をどうできるようになれば満足できるかを表現することができ，作業療法士はその作業がどうすればうまくできるようになるかについての知識や技術を持っています。それぞれがオープンに考えを出し合って，試してみることを始めようというわけです。クライエントが意思決定するために必要な情報を，作業療法士が提供することもありますし，施設や地域の環境を変えるために，一緒に活動することもあるでしょう。

協働には，双方向のコミュニケーションが不可欠です。コミュニケーションはさまざまな様式で行われます。作業療法士はクライエントからいろいろなメッセージ★6を受けとることができます。作業療法室に入ってきたクライエントが最初に見るもの，触るもの，その触りかたのなかに，クライエントからのメッセージが含まれています。言葉の使いかたや話題は，もっと直接役立つ情報になります。クライエントはどんなことが好きなのか，どんな生活スタイルを素敵だと思う人なのか，想像しながらクライエントと接してみましょう。

クライエント中心の作業療法を実現するために，カナダの作業療法士たちはいくつかの理論を開発しました（表1-1）[3-5]。2022年に発表された3つのモデルは，クライエントが個人であっても集団であっても，作業参加を推進するには協働関係★7を構築し維持することを基盤としています[5]。

さらに，COPM開発メンバーの一人であるヘレン・ポラタイコ（Helen Polatajko）は，目標も計画も実行も確認もクライエントと協働しながら行うコアップ（Cognitive Orientation to daily Occupational Perfor-

表 1-1　カナダ作業療法士協会が開発した作業療法のモデル

名称（略称，出版年）	概要
作業遂行と結びつきのカナダモデル Canadian Model of Occupational Performance and Engagement (CMOP-E, 2007)	作業療法の人間観を示すもので，1991 年には作業遂行モデル，1997 年にはカナダ作業遂行モデル（CMOP），2007 年から CMOP-E へと改定された。人は環境のなかで作業を通して，環境から影響を受けたり，環境に影響を与えたりする。人は中心にスピリチュアリティを持ち，身体，認知，情緒の要素を持つ。環境には文化，社会，物理，制度という側面がある。作業にはセルフケア，生産活動，レジャーという領域がある。作業療法は作業に関連する人や環境に関わる。
クライエント中心の可能化のモデル Canadian Model of Client-centred Enablement (CMCE, 2007)	クライエントの作業を可能にするために作業療法士が持つべき 10 の技能を示す。それは，適応，代弁（アドボケイト），コーチ，協働，相談，調整，デザイン・実行，教育，結び付け，特殊化である。
可能化の基盤 Enablement Foundation (EF, 2007)	選択・リスク・責任，クライエントの参加，可能性の見通し，変化，公正，力の共有という 6 つの基盤があると，作業が可能になりやすい。
カナダ実践プロセス枠組み Canadian Practice Process Framework (CPPF, 2007)	作業療法の流れを 8 つのポイントとして示す。最初の開始と最後の終了はクライエントが決める。途中の設定，評価，目的と計画の合意，計画の実行，経過観察と修正，成果の評価は，作業療法士とクライエントの協働により進める。
作業参加のカナダモデル Canadian Model of Occupational Participation (CanMOP, 2022)	CMOP-E が進化したモデルで，作業をどのように考えるかを示す。クライエントは個人であっても集団であっても，作業参加の際には歴史と人間関係という背景があり意味と目的を持つ。作業参加が開始され継続する状況のとらえかたには，ミクロ，メゾ，マクロのレベルがある。
協働関係に焦点を当てた作業療法 Collaborative Relationship-Focused Occupational Therapy (2022)	クライエント中心の作業療法の真髄を協働関係とした。作業療法士とクライエントの関係は状況に左右され，微妙なニュアンスを持ち，安全のための努力が必要で，権利を基盤としたクライエントの自己決定が推進される関係性である。
カナダ作業療法相互関係実践プロセス Canadian Occupational Therapy Inter-Relational Practice Process (COTIPP, 2022)	作業療法プロセスの中心は，関係構築と維持であるとし，公正，平等，権利の視点を持ち，状況を理解し，批判的省察と行動の理由を考えながら進むとしている。プロセスで行われる作業参加の探究，計画立案・修正，目標の共同設定などに順序性はない。

mance；CO-OP）という実践方法を開発しました[6,7]。

1　作業遂行と結びつきのカナダモデル

　2007 年に発表された作業遂行と結びつきのカナダモデル（Canadian Model of Occupational Performance and Engagement；CMOP-E）（図 1-1）に至るまで，3 回の改定がありました[3,4,8]。最初のモデルは 1991 年に発表された作業遂行のモデルで，三重円で表現されていました。中心から外に向かって，人，作業，環境です。1997 年の改定では，

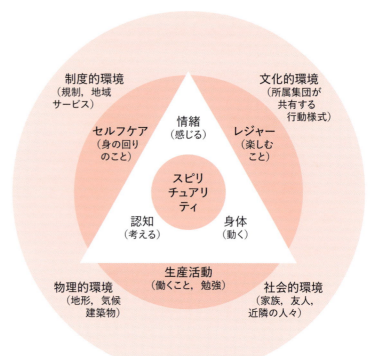

図 1-1　作業遂行と結びつきのカナダモデルの構成要素

人は円ではなく三角形で表されるようになり、名称もカナダ作業遂行モデル（Canadian Model of Occupational Performance；CMOP）となりました[3]。これは、人は作業を遂行しなくても環境に存在することを示すためです。さらに2007年には、名称に結びつき（Engagement）[★8]が加わり、CMOPの図に90°回転させた図が追加されました[4]。結びつきを追加した理由は、「遂行」という言葉が観察可能な行動を想起させるからだそうです。外から観察できるような行動がなくても、人は作業を思い考えることがあります。こうした状態を結びつきという言葉で表現しているのです。CMOP-Eに90°回転させた図を追加した理由は、作業と関連しない環境や人の要素に関わることが作業療法の範囲ではないと主張するためです。

　CMOPもCMOP-Eも、人は環境のなかで作業を通して環境から影響を受けたり、環境に影響を与えたりすることを説明します。人の中心にスピリチュアリティを置いているのは、その人が世界中にたった一人の存在で、歴史上後にも先にも、二人と同じ人はいないということを示すためです。スピリチュアリティ[★9]は、その人の個性の素といえます。スピリチュアリティそのものを見たり、語った

★8：結びつき（engagement）は、エンゲージメントと表記したほうがわかりやすいかもしれません。

★9：スピリチュアリティの訳語として、精神性、霊性、魂があります。スピリチュアルペインは、実存の痛みと訳されることがあります。

りすることはできませんが，その人の風貌，行い，その人が作り出す作品のなかには，その人のスピリチュアリティを感じることができます。自分自身のスピリチュアリティを考えてみましょう。何を美しいと思うか，どのような行いを尊敬するか，何が自分にとって自然で自分らしいと感じるか，どんなふうにみられることが心地よいか，を考えてみましょう。自分はどこから来てどこへ向かおうとしているのか，スピリチュアリティは自分を自分にしていく鍵となるものです。

　人にはいろいろな側面があります。人は動いたり，考えたり，感じたりするものです。このモデルでは，身体，認知，情緒の3要素としています。動くことができて，考えたとおりにことが運んで，楽しかったり嬉しかったりすると，人はよい状態にあるといえます。一方，思ったように動けず，考えがまとまらず，辛かったり悲しかったりすると，人はよい状態ではいられません。

　このモデルでは，作業の領域を，生きるための最低限の身の回りのこと（セルフケア）と，勉強や仕事など社会貢献のためや，義務として行うこと（生産活動）と，趣味や楽しみとして行うこと（レジャー）の3領域に分けます。人の生活はこの3領域がバランスよく行われるときに，よい状態であるといえます。病院に入院中は，セルフケアをするだけの生活でも満足できるかもしれませんが，療養期間が長くなると，仕事や趣味を通した社会とのつながりもほしくなるでしょう。勉強や仕事ばかりの生活はストレスが高くなるかもしれませんし，遊んでばかりの生活では虚しくなってしまうかもしれません。何をどのくらいすることがバランス[★10]がよいかは，人によって違いますが，誰にとっても偏りすぎはよくないようです。

　このモデルでは環境を，文化，社会，物理，制度という4側面で考えます。人は一人では生きていけないので，何らかの集団に所属しています。国や地域，職業やサークルなど，ある集団に所属する人が共通に「普通だ」と感じる事柄があり，これが文化です。箸を使って食事をし，家に入るときに靴を脱ぐのは日本では普通ですが，そうではない国はたくさんあります。運動系のクラブでは先輩に会ったら直立して挨拶することが普通ですが，文化系のクラブでそれをしたら，何を気負っているのかと思われるかもしれません。自由気ままに振る舞うことが当たり前のグループもあれば，リーダーに従うことが何よりも優先するというグループもあります。文化的特性によって，その環境で暮らす際に必要となる知識や技能が変わります。社会的環境とは，人的環境のことで，家族，友人，知人，会

★10：作業バランスの研究が行われています。作業バランスの定義に共通するよい作業バランスとは，適量の作業，ある程度の作業のバリエーション，自分の価値観と一致した作業，遂行の結果に対する期待や満足がある状態です[9]。

社の同僚など周囲の人々を指します。物理的環境とは，地形や気候，家や職場などの建築物，生活に必要な機器，道具，材料などです。病院と自宅では物理的環境が大きく異なります。バリアフリーやユニバーサルデザインが普及している場所では物理的障壁は少なくなります。制度的環境とは，人が作った規則です。国の法律，地域の決まり，そこでのルールなど，明確なものもあれば，暗黙のうちに決まっているものもあります。環境は，作業をどのように行うかについて，大いに影響を与えます。人がどのように作業をするかを知るためには，環境を知らなければなりません。どこに誰と暮らし，どこに出かけるかを知らなければ，どんな服をどのように着たらよいかを考えることはできないのです。

2　クライエント中心の可能化のモデル

　クライエントが自分にとって意味のある作業を遂行したり結びついたりすることで，健康になったり幸福になったりすることを支援する専門家である作業療法士が持つべき技能を明らかにしているのが，クライエント中心の可能化のモデル（Canadian Model of Client-centred Enablement；CMCE）です[4]。①適応，②代弁（アドボケイト），③コーチ，④協働，⑤相談，⑥調整，⑦デザイン・実行，⑧教育，⑨結びつけ，⑩特殊化[★11] という 10 の技能が説明されています。作業の可能化のために，道具ややりかたを工夫したり環境を調整したりして適応を促します。クライエントの代弁をしたり，クライエントと一緒に権威者や社会に対して主張したりします。対話を通してクライエントを励まし問題解決を導くコーチング技能も使います。クライエントに問いかけたり，話し合ったり，協力したりといった協働は，作業療法のプロセス全体で多く使われます。クライエントからの相談に応じるコンサルティングを行うこともあります。関係者や関係機関と協議や交渉を行う調整技能も求められます。デザイン・実行には，自助具や道具の作製のほかにプログラムやイベントの企画と運営が含まれます。作業療法士の教育の技能は，クライエント自身による経験学習を基本としています。ジョン・デューイ[★12]（John Dewey）の考えを取り入れた教育です。人と作業の出会いを作り，結びつくプロセスを支援する技能が結び付けです。特殊化というのは，特定の疾患や障害，特定の作業や環境に関わる際に必要となる技能です。治療テクニックや自助具などの製作技能は，特殊化に含まれます。

★11：原語は，① Adapt，② Advocate，③ Coach，④ Collaborate，⑤ Consult，⑥ Coordinate，⑦ Design/Build，⑧ Educate，⑨ Engage，⑩ Specialize で，順番はアルファベット順です。

★12：日本の学校教育が志向する「主体的・対話的で深い学び」は，デューイの考えを基盤としています。実験や経験を通して学ぶ（learn by doing）という教育論は作業療法と合致します（上野正道：ジョン・デューイ 民主主義と教育の哲学．岩波新書，2022）。作業療法の父といわれるアドルフ・マイヤーとデューイは友人でした。

3　可能化の基盤

　作業が可能になるための条件を明らかにしたものが，可能化の基盤（Enablement Foundation）です[4]。①選択・リスク・責任，②クライエントの参加，③可能性の見通し，④変化，⑤公正，⑥力の共有[★13]という6つの基盤があれば，作業ができるようになりやすいということです。

　最初の選択・リスク・責任は，治療上の責任は治療者が負うのが当たり前，知識のないクライエントに責任を押し付けるなどもっての外だという価値観とは相容れません。クライエントの信頼を得て治療上の責任を全うしようと努力している専門職からも軽蔑されてしまいます。しかし，クライエントが選択しリスクも責任も引き受けるとき，作業が可能になるのです。クライエントには，物事を決定し，結果の責任を引き受ける力があると認め，作業療法士はクライエントの力が発揮しやすい状況を作り出します。

　選択しリスクと責任を引き受けることは，クライエントの参加を広げることにもなります。そして作業療法士が，環境を調整したり，関係者と連携したりすることで，可能性の見通しが明るくなります。

　作業の可能化のためには，変化を歓迎する雰囲気が必要です。介護保険サービス事業所などでは，現状維持が目標で，状態が悪化したときだけ内容を見直すということがあるかもしれません。変化を好まない組織では，クライエントの作業をできるようにする仕事はできません。

　クライエントが作業をできるようになるためには，公正な社会が必要です。差別や偏見が自由な参加を阻みます。障害の種別，重症度，発症からの時期別に構成されているプログラムしか存在しない状況は，公正ではありません。何ができないことが辛いのか，何ができると幸せな気持ちになるのかは，人によって違います。違いを認め，一人ひとりが幸せになる作業をみつけ，その作業をできるように協力し合う公正な社会を作っていきましょう。

　最後の可能化の基盤は，力の共有です。状況をコントロールする力を平等に持つという関係性は，協働と同義です。伝統的には，治療者と患者では治療者が力を持っていて，治療者の指示に従わない人は問題患者といわれたりしました。患者中心というスローガンが普及すると，患者の言いなりになる治療者も現れたりしました。どちらも一方だけが決定権を持っているので，力の共有はなされていません。作業療法士が提案する活動を，作業療法士が調整した環境

★13：原語は，① Choice/Risk/Responsibility，② Client Participation，③ Vision of Possibility，④ Change，⑤ Justice，⑥ Power Sharing

★14：作業療法室でできたことが，他の場所でもできることを一般化（generalization）といいます。作業療法で練習してできるようになった課題だけでなく，他の課題もできるようになることを転移（transfer）といいます。クライエントが自分の作業の問題に気づき，解決法を自ら考えてできるようになれば，一般化も転移も期待できます。

★15：作業療法の特徴の1つは，評価，介入，成果（再評価）を行ったり来たりするプロセスで行われることです。クライエントの状態，作業療法が行われる環境，作業療法士とクライエントとの関係性が作業療法の進みかたを決めます。

★16：2022年の「作業参加の促進（promoting occupational participation）」というタイトルは，1997年と2007年の「作業の可能化（enabling occupation）」というタイトルからの広がりを感じさせます。

でできるようになるだけでは，作業療法が終了した後，その作業をクライエントができるとは限りません**★14**。クライエントが自分で自分の問題に気づき，解決に向けて自分で行動できるようになるためには，最初から力の共有が必要なのです。

4　カナダ実践プロセス枠組み

　作業療法の進めかたについて，2007年までは作業遂行プロセスモデル（Occupational Performance Process Model；OPPM）を採用していましたが，個人だけではなくクライエントが集団や組織の場合にも使えるカナダ実践プロセス枠組み（Canadian Practice Process Framework；CPPF）が開発されました[4]。CPPFには，①開始，②設定，③評価，④目的と計画の合意，⑤計画の実行，⑥経過観察と修正，⑦成果の評価，⑧終了という8つのポイントがあります。この8ポイントは行ったり来たりするプロセス**★15**で，このプロセスを取り囲むのは，理論と文脈（背景状況）です。文脈には作業療法が行われる施設や事業所といった実践の文脈と，政策や人々の価値観や態度といった社会の文脈があります。

　作業療法の開始と終了はクライエントが決めます。設定から成果の評価までは，クライエントと作業療法士が協働します。

5　作業参加のカナダモデル

　カナダ作業療法士協会は，2022年に作業療法のガイドラインを改訂し，タイトルを「作業参加の促進：協働関係に焦点を当てた作業療法」**★16**としました[5]。そして，作業遂行，作業との結びつきという言葉で示していた概念を包含しつつ発展させ，作業参加としました。

　作業参加のカナダモデル（Canadian Model of Occupational Participation；CanMOP，キャンモップ）では，クライエントが個人だけでなく集団を含むことを意識して，作業参加を中心に置きます。作業参加の意味と目的は，歴史と人間関係という背景から生まれます。個人には生まれてからの歴史があり，その個人が所属する集団には文化を形成してきた歴史があります。そこには人間関係も必ず存在します。

　個人や集団が価値を置く作業に参加するためには，その作業を始め継続しなければなりません。そしてこの作業参加が可能になるかどうかは，周囲の状況に左右されるのです。周囲の状況は，個人レベル（ミクロ），集団レベル（メゾ），社会レベル（マクロ）でとらえる

ことができます。作業参加を促進したり，抑制したりする要因を，それぞれのレベルで考えることができます。

6 協働関係に焦点を当てた作業療法

2022年のカナダ作業療法士協会のガイドラインの副題になっている協働関係[17]に焦点を当てた作業療法（Collaborative Relationship-Focused Occupational Therapy）は，クライエント中心の作業療法を言い換えたものです。過去30年間に，パーソン・センタード，患者中心，利用者主体という言葉は，作業療法以外の分野でも多く使われるようになりました。しかし，作業療法におけるクライエント中心はクライエントと一緒に取り組むことを指していたので，より明確な表現になったといえます。

作業療法士はクライエントとどこでどのように出会うか，どのような関係を築くか，どのような要因がこの関係性に影響するかを注意深く考えることができます。クライエントが素直に自分について語ることのできる環境を用意し，信頼し合える関係性を構築する努力が必要です。協働関係が構築されていくにつれて，クライエント自身は安心して自己決定することができようになるでしょう。

クライエントが，COPMで自分がしたいことやする必要のあることを言葉にするためには，作業療法士との協働関係が必要なのです。

7 カナダ作業療法相互関係実践プロセス

CPPFでもクライエントと作業療法士の協働は強調されていましたが，2022年のカナダ作業療法相互関係実践プロセス（Canadian Occupational Therapy Inter-Relational Practice Process；COTIPP）では一層強調されています。協働関係の構築と維持を中心に，クライエントと作業療法士は，作業参加の可能性を探り，一緒に目標を立て，計画し，変化をみながら計画を変更して進んでいきます。順序性はありません。公正，平等，権利といった視点を持ち続け，作業参加が行われる状況についての理解を進め，批判的省察を続けます[18]。

2022年のカナダ作業療法士協会のガイドラインは，カナダがかつてはイギリスの植民地であり，先住民への人権侵害と向き合うようになったことから改訂されました[5]。多様性を歓迎すると言いながら，現実には個人がどの集団に所属するかで不公正や不平等が存在する現実に目を向けようとしています。作業参加を妨害しているの

★17：協働（collaboration）は，1980年代からクライエント中心の作業療法の基本でしたが，さらに焦点を当てることになりました。協働関係を築くためには，オープンマインドと誠実さ，高い社会交流技能が必要となります。

★18：作業療法プロセスに順序性がないことは，評価―介入―成果を行ったり来たりするということです。作業療法士がクライエントの作業にしっかり関わるようになったので，公正さや人権に対する社会の有り様が作業に多大な影響を与えていることがわかってきました。そこで社会変革を目指して活動する作業療法士が増えてきました。

は，疾病や障害よりも，社会の不公正，不平等，人権侵害だとすれば，作業療法士の仕事の仕かたも変わってくるかもしれません。

それでも，クライエントの作業参加により，社会的差別や排除を打開できるなら，実際の作業療法士の仕事はあまり変わりません。みんなが自分に合った作業を探し，その作業を行うことで幸福を感じ，仲間ができ，社会とつながれば，公正と平等に近づくはずです。

8　コアップ

コアップは，Cognitive Orientation to daily Occupational Performance（日常作業遂行のための認知的オリエンテーション）の頭文字から CO-OP と表記されます。コアップは，不器用な子どもたちが，自分で目標を決め，計画も立てて，やってみて，自分でうまくできないと確認したら，別の計画を立てて，やってみて，できたかどうか確認するというプロセスを，作業療法士が導いていくアプローチ方法です[6,7]。作業療法士はクライエントが自分で気づいて発見できるように質問します。COPM で始まったクライエント中心の実践は，コアップによって完遂するのです。CO-OP のプロセスは，クライエントと作業療法士の協働関係のなかで進んでいきます。

コアップの特徴は，クライエントが習得した目標 – 計画 – 実行 – 確認という作戦[19]が，別の場所でも，ほかの作業でも，使えるようになるということです。

> ★ 19：目標 - 計画 - 実行 - 確 認（Goal-Plan-Do-Check）は，グローバルストラテジーと呼ばれ，一般化と転移を可能にします。詳細は CO-OP のウェブサイト < https://icancoop.myshopify.com/ >にあります。日本では，2013 年から CO-OP 講習会が開催されています。

> ★ 20：COPM の最新版のマニュアルと評価表は，COPM のウェブサイト< https://www.thecopm.ca/ >から購入できます。著作権侵害を回避するために，実践や研究で使う場合には，正しい方法で使用する必要があります。

> ★ 21：第 4 版までは，作業の選択が遂行と満足の評定の段階に含まれる 4 段階でした〔Law M, et al（編），吉川ひろみ（訳）：COPM カナダ作業遂行測定 第 4 版. 大学教育出版，2006〕。

3　COPM の実施手順

COPM 第 5 版[20]では，5 段階[21]に分かれています（**表 1-2**）。最初の 4 段階までは作業療法士が初めてクライエントに会ったときに行い，しばらく作業療法を行ってから第 5 段階を行います。作業療法を継続する場合は，第 5 段階終了と同時に，再度第 1 段階から始めます。

第 1 段階　作業の特定

COPM は作業療法の初回評価のときに行われるので，まず作業療法の説明から始めます。作業療法士は自己紹介をして，クライエントの名前を確認した後，

表 1-2　COPM 実施段階

段階	概要
1. 作業の特定	クライエントの日常の作業で，したいこと，する必要のあること，期待されていることを聞く
2. 重要度の評定	1 から 10 で，重要度を決める
3. 作業の選択	作業療法で取り組みたい問題を 5 つ以内に絞る
4. 遂行と満足の評定	それぞれの作業の遂行と満足を 1 から 10 で決める
5. 再評価	一定期間作業療法を行なった後に，遂行と満足の再評価をする

「作業療法では，○○さんに必要な作業をしていただくことになります。そこで，どんな作業をするかをこれから決めていくので，お話をお聞かせください」

などのような会話から始めます。どのように説明するか，どのような言葉を使うかは，クライエントと作業療法士の関係のなかで決まります[22]。

クライエントからの作業についてのメッセージ[23]を最大限に受けとれるように，工夫することが大切です。

Case1　自宅暮らしの高齢者

「今の生活で不便なことや，うまくできないことはありますか」

「別にないなあ[24]」

「これができたらいいだろうと思っていることはありませんか」

「買い物とゴミ出し」

「今はどうされてますか」

「買い物は普通の物はスーパーで買うけど，油や醤油は重いから誰かに買ってきてもらわないと……」

「重い物の買い物を人に頼むのはちょっと億劫ですかねぇ」

「そうだね」

（「重い物の買い物」「ゴミ出し」と記載する）

Case2　入院中の若者

「病棟の生活で，自分でできたらいいと思うことはありますか」

「今は家族や看護師さんがやってくれます[25]から」

★ 22：活動リスト，イラスト，写真を見せながらクライエントの作業を評価する方法と比べて，COPM はクライエント特有の言葉を期待できます。クライエントが自発的に発するメッセージから作業療法を始めることにより，協働しやすくなります。

★ 23：クライエントは言葉だけではなく，態度や表情によってもメッセージを発しています。クライエントが黙っていたら，しばらく待ってみましょう。

★ 24：困っていること，問題だと思うことを聞かれて，すらすらと答える人は多くありません。「ない」と言われたら，できたらしたいと思うこと，以前の趣味，挑戦したい習いごとなど，相手の様子を観察しながら，クライエントの作業に近づく会話を心がけましょう。

★ 25：COPM の面接のときに，自分の作業について初めて考えるという人もいます。作業を聞き出そうと思わず，クライエントと同じ視点に立つことを心がけましょう。

👩「入院中は手伝ってもらえばいいですかねぇ」

🧑‍🦰「そうですね」

👩「では退院してからはどうでしょうか。これができないと困るなあと思うことはありますか」

🧑‍🦰「仕事ができるかどうか」

👩「仕事をするために，準備できることがあったら今から始めてみましょうか」

🧑‍🦰「そうですね」

👩「どのようなお仕事ですか，今できる準備にはどんなことがあると思いますか」

🧑‍🦰「事務職なので字を書くことかな」

👩（「仕事の準備として字を書く」と記載する）

★26：作業療法室にさまざまな作業をしている人がいれば，クライエントはほかの人たちがしている作業のなかから興味のあるものを選ぶことができるでしょう。作業が見える環境では，COPMを行うことが容易になります。

Case3　面倒なことに意欲のないクライエント

👩「主治医から手の訓練として作業療法をするように指示されています。何かしてみたい作業はありますか[★26]」

🧑「どんな種類の作業がありますか？」

👩「集中力をつけるために手芸や工作をしている人もいますし，手が器用になるように細かい作業をしている人もいます。園芸や木工など力のいる作業をしている人もいます」

🧑「何でもいいです」

👩「趣味でしていたことはありますか」

🧑「……プラモデル作りとか」

👩「ここでもプラモデルをしましょうか」

🧑「え，あ，いいですね」

👩（「プラモデル」と記載する）

★27：心身機能回復のための作業も，クライエントの作業になる場合があります。健康管理のためのウォーキングやカロリー計算のように，「リハビリ」を行う人もいるでしょう。

Case4　治療や訓練に積極的なクライエント

👩「作業療法でしたいことはありますか」

🧑「手がよくなるようにしたい[★27]」

👩「今までしてきた訓練のなかで，これは効果があると思って続けているものはありますか」

🧑「自分でしている訓練はありません。先生がしてくれましたから」

👩「手がよくなるような訓練を自分でしていきたいと思いますか」

😊「そんな訓練があるなら，してもいいな」

😊（「手の訓練」[★28] と記載する）

Case5 ほとんど話をしないクライエント

😊「できるようになりたいことはありますか」

😐「ありません」

😊「趣味はありましたか」

😐「ありません[★29]」

😊「何か習ってみたいことはありますか」

😐「ありません」

😊「今の生活で，したくないことはありますか」

😐「わかりません」

😊「これから何をするか一緒に探しましょうか」

😮「うん」

😊（「することを探す」と記載する）

　COPM の導入はうまくいくこともあれば，難航することもあります。作業療法士の知識や面接技術によるところもありますが，クライエントの素質にも大いに関係があります。作業遂行[★30] を知ろうとするとき，人と環境と作業の相互交流[★31] の結果が作業遂行であることを十分に理解しましょう（図 1-2）[11]。すると，COPM をうまく進めることができます。

　急性期の身体障害の作業療法を行っている施設で臨床実習をした学生は，頸部の術前評価だけの処方が出されたクライエントにCOPM を実施しました。そのクライエントはスーパーバイザーの作業療法士には，作業療法室のほかの患者の様子をみて自分には作業療法は必要ないと言っていたそうです。ところが，学生が「日常困っていることはありますか」と聞いただけで「歯を磨いた後のうがいができない」などと，作業の問題を語り始め，このようなことをしてくれる作業療法を行いたいと主治医に依頼して，作業療法を実施することになったということです。このように，作業に焦点を当てて自分の日常を振り返ることが容易にできる人もいます。このような場合もあるので，作業療法士が面接技術を習得してからしかCOPM は行えないと考える必要はありません。

　作業科学のなかで，作業は，「文化的個人的に意味を持つ活動の一群で，文化の語彙のなかで名付けられ，人間が行うことである」と

[★28]：2020 年にアメリカ作業療法協会が出版した「作業療法実践枠組み 第4版」[10] の作業の領域に健康管理が含まれました。日課や習慣として行われる身体トレーニングも作業になると考えられます。

[★29]：したいことはないけれど，「したくないことはある」というクライエントもいます。したくないことを「どうやってやめるか」についてクライエントと一緒に考え取り組んでいくこともできます。それもないときには，これから何をするかをいろいろ試しながら一緒にみつけていくことになります。

[★30]：多くの作業療法理論に共通する要素は，人と環境と作業です。クライエントが作業をするということは，その人がどんな状態か，いつのどこの環境か，どんな作業をするのかということが同時に関わります。

[★31]：複数の要素が影響を与え合っている状態をトランザクション（transaction）といい，相互作用とか相互交流などと訳されることもあります。トランザクションはインタラクション（interaction）よりも多くの要素が時間経過を伴って影響を与え合い変化する様子を表現しています。クライエントが話す作業の様子をイメージしながらCOPM を進めましょう。

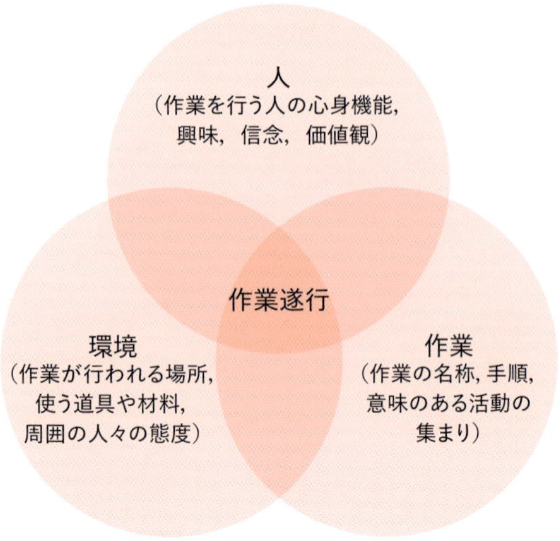

図 1-2　人－環境－作業モデル

(Law M, et al：The person-environment-occupation model：A transactive approach to occupational performance. Can J Occup Ther 63：9-23, 1996 より)

★32：原文は chunks of culturally and personally meaningful activity in which humans engage that can be named in the lexicon of the culture です。Chunks は塊とかまとまりという意味です。作業も一杯のごはんやおにぎりのように，そのとき，その場所で，その人にとってちょうどよい量があります。ちょうどよさは，人によって違い，文化によっていろいろです。

定義★32 されました[12]。作業が「活動の一群」であるということは，作業はいくつかの小さな活動が集まったものだということです。どの活動がどれだけ集まるかは，どの段階で意味をもつかによります。

　COPM では，作業の領域をセルフケア，生産活動，レジャーに分けています。この領域の区分は，クライエントが作業全般について考えてほしいということです。カナダ作業療法士協会では，作業とは「日々生活で行われ，名付けられている一群の活動や課題で，個人と文化によりその価値と意味が付与されたものをいう。作業とは，自分の身の回りのことを自分で行うセルフケア，生活を楽しむレジャー，社会的，経済的活動に貢献する生産活動など，自身を占有する人が行うことである」と定義★33 しています[3]。

★33：原文は groups of activities and tasks of everyday of life, named, organized, and given value and meaning by individuals and a culture. Occupation is everything people do to occupy themselves, including looking after themselves (self-care), enjoying life (leisure) and contributing to the social and economic fabric of their communities (productivity) で，1997 年のガイドライン[2]で発表されました。前半は作業科学の作業の定義とほぼ同義ですが，平易な文章になっています。次の to occupy themselves では，占有するという occupy が作業の occupation と呼応しています。自分自身を占有してしまうのが作業だと述べているのです。身も心も捧げる作業，つまり懸命に行うこと，という強い意味に受けとることもできますが，何かを行っていれば別のことはできない，といった軽い意味にも受けとれます。

　COPM の面接では，セルフケア，レジャー，生産活動という言葉を使うことはありません。クライエントが使う言葉で話すほうがクライエントの作業を知ることができるからです。大切なことは，クライエントが何を聞かれているのかを理解し，クライエントが自分の作業について考えやすくなるような言葉を使うことです。

　クライエントのなかには，趣味やスポーツのことばかりを話す人もいますので，仕事や日常の身の回りのことで問題と感じている作業が，本当にないのかどうかを確かめる必要があります。いくつか例を挙げます。

Case6 レジャー領域の作業だけを言うクライエント

「したいことはありますか」

「旅行，ドライブ，テニス，コンサートにも行きたい[★34]」

「しなければならないと思うけれど，なかなかできないことはありますか」

「ない」

「周りの人が，あなたはこれもしたほうがいいのになあと思っていることはありませんか[★35]」

「……就職」

「あなた自身ではどうでしょう。"就職しなくちゃ"って，思うこともありますか」

「それはある……」

★34：作業を話すときのクライエントが楽しそうだったら，「いいですね，よく旅行をするんですか」などと聞くことで，クライエントの作業についてさらに具体的なイメージをもつことができます。このような会話を通して，信頼関係が形成されます。

★35：COPMでは，したいことやする必要のあることのほかに，期待されていることも聞くことがあります。家族や職場から期待されていることを，クライエントが自分の作業だと認めた場合には，取り上げることになります。

Case7 セルフケア領域の作業だけを言うクライエント

「できるようになりたいことはありますか」

「トイレに行くこと」

「ほかにはありますか」

「食事に時間がかかるのを何とかしたい」

「楽しみでしていることはありますか」

「ない」

「以前は何か楽しみがありましたか[★36]」

「ないなあ」

「若い頃は，お友だちとどこかに出かけたりしましたか」

「カラオケ」

「またカラオケで歌ってみたいですか」

「うーん……，機会があればね」

★36：現在の作業はないというクライエントの場合，過去にしていたことや，将来やってみたいことを聞きましょう。

　COPMの実施時間のうちの約半分が第一段階です。COPMの平均実施時間は15分程度ですが，初めてCOPMを行うときにはもう少しかかるかもしれませんが30分以上になることはありません。長くなりそうだったら，そのことについては，「次のときにゆっくりお聞きしますね」などと言って，COPMを進めていきましょう。

Case8 話が長いクライエント

👨「友だちで船を持ってるやつがいて，乗せていってもらって釣りをするんだよ。朝は早いから前の晩から準備しないとね。女房も巻き込まれちゃってたいへんだけど，ほかに道楽がないんだから，まあいいじゃないかってね。昔は自分で船を持ってたからね。行きたいときに行けたんだけどね。病気しちゃってからは，もうだめだね。今度のじゃなくて，前にも病気したんだよ。そのときは[★37]」

👩「釣りがお好きなんですね。わかりました。（「釣り」と記載して）釣り以外ではどうでしょう。何かしてみたいことはありますか」

★37：話し続けるクライエントに割って入るのは，なかなか勇気がいるものです。一度タイミングを逃すと，次のタイミングまで待たなければなりません。ちょっと話が途切れたとき，「そうですか，たいへんでしたね。ところで…」などと話を方向づけていきましょう。

Case9 話が広がるクライエント

👩「スーパーが閉店しちゃって，遠くなっちゃったのよね。どこもそうだっていうけど，若い人も出てっちゃうわよね，こんな田舎じゃあ。車がないと買い物にも行けない時代よね，どうするのかしらね，これからどんどんこんなふうになったら[★38]」

👩「買い物が不便になったんですね。（「買い物」と記載する）買い物以外で不便だなと思うことはありますか」

★38：クライエントの言葉のなかから，作業といえそうなものを探しましょう。

Case10 話がまとまらないクライエント

👨「最初の先生は，毎日歩けって言ったんだよ，でもね，今度の先生は格好よく歩かないとだめだってさあ。ただ歩くのもつまらないからって万歩計買ったんだよ。万歩計つけるといいかなあ。万歩計と格好よく歩くってのは関係ないよな。"格好よく"ってのはどういうことだろうね[★39]」

👩「〜さんは，たくさん歩くよりも，格好よく歩きたいんですね」

👨「まあそうね」

👩（「格好よく歩く」と記載する）

★39：何を言いたいのかわからないクライエントの場合，閉鎖型の質問（「はい」か「いいえ」で回答できる質問）をして話を整理しましょう。それでも話の要点がつかめない場合は，その日はCOPM実施をあきらめて，聞き役に徹しましょう。クライエントはあなたに受け入れられたと感じ，次回はCOPMを実施できるかもしれません。

　COPMの第一段階では，基本的には「したいこと」「する必要のあること」「周囲から期待されていること」を聞きます。クライアントの話を聞きながら，記載するために言い換えて確認します。

　このときの作業療法士の受け答えから，クライエントが「この人は自分を理解しようとしているな」と感じることが大切です。

作業の数[40] は，多い場合は 10 以上になる場合もありますが，たいていは 3〜7 くらいの作業が挙がります。作業の数が少なくても気にすることはありません。

作業名を並べ挙げて，クライエントに聞くということは COPM の考えに反します。活動チェックリストやイラストを示して，クライエントに聞くという評価法もありますが，作業療法士が提示した枠組みにクライエントが合わせようとしている時点で，クライエント中心の実践がしにくくなります。

クライエントが作業を言わないのではないか，自分のインタビュースキルが低いから COPM を実施できないのではないかと心配する作業療法士がいます。クライエントも唯一無二の存在だし，一人ひとりの作業療法士も唯一無二の存在です。そこから始まるのは唯一無二の協働のかたちです。その始まりを一緒に作り上げていきましょう。作業に焦点を当てて，物事を理解する習慣があると COPM を行いやすくなっていくことでしょう[41]。

> ★ 40：1つでも作業の問題がみつかれば，COPM を実施した甲斐があります。クライエントが挙げた作業が少ない場合には，作業療法士が1つ2つ例を挙げて，聞き忘れがないかどうか確かめてみてもよいでしょう。

> ★ 41：作業に焦点を当てて，自分や他者の行動をとらえていくことを，「作業レンズを使う」と表現します。

第 2 段階　重要度の評定

第 1 段階でクライエントの作業について知ることができたら，それぞれの作業の重要度を決めます。

1〜10 までの数字が書いてある重要度カードを取り出し，第 1 段階でクライエントが挙げた作業 1 つひとつについて，どれほど重要かを聞きます。

「〜をすることは，あなたにとってどのくらい大事なことでしょうか。〜ができない生活なんて絶対にがまんできないと思ったら 10 です。〜ができなくても全く構わないということなら 1 です」などと

重 要 度

1　2　3　4　5　6　7　8　9　10

全く重要でない　　　　　　　　非常に重要である

重要度カード

★42：全部の作業の重要度が10というクライエントもいます。この場合はそのまま先に進みます。重要な作業が挙がらない（8，9，10がない）クライエントの場合には，クライエントにとって意味のある作業がみつかっていない可能性があります。もう一度第1段階に戻って質問することで，重要な作業がみつかる場合もあります。

言います[42]。クライエントが数字の意味を理解しているかどうかは，言葉で確かめることによってわかります。

Case11　数字の意味を言葉で確認する

👩「一人でトイレに行くことが，あなたの生活でなくてはならないことだったら10，今のままで手伝ってもらっても構わないということだったら1とすると，トイレに行くことは何点くらいでしょう」

👨「8」

👩「一人でトイレに行くことはかなり重要だってことですね」

Case12　クライエントが数字を言わない

👩「夕食の準備をすることは，どのくらい重要でしょうか。10点満点でいうと何点くらいでしょう」

👨「まあまあ。家族がしてくれるから」

★43：クライエントが数字を言わない場合は，無理に聞き出そうとせずに，提案して同意を求めましょう。

👩「それでは，中間の5点か6点ですか[43]」

👨「6点」

第3段階　作業の選択

　クライエントの作業と重要度がわかったら，ほかにも重要な作業がないかどうか再度確認し，重要度を決めます。

👩「自炊ができて，就職先が探せて，旅行に行けたら，今より充実した生活になりそうですか。ほかには，してみたいことやしたほうがいいかなと思うことはありませんか」

👧「うーん。親との関係をよくしたい」

👩「親との関係がよくなるように努力してみようと思っているんですね」

👧「はい」

👩「親との関係をよくすることは，どのくらい重要でしょう。10点満点にすると」

👧「9点」

　作業の問題がたくさん挙がった場合は，クライエントと相談して，

作業療法で取り組んでいく作業が5つ以内になるように選びます。重要度の高い作業から選ばれる場合もありますし，簡単に解決できそうな作業が選ばれる場合もあります。

「料理，掃除，勉強，アルバイト，サークル，買い物，旅行が挙がりましたね。このなかから，作業療法で取り組んでいくことを5つ選ぶのですが，どれを選びましょうか」

「そうですね……」

「重要度が高いのは，勉強とアルバイトですね」

「うーん……，旅行の計画があるので，旅行を入れてもいいですか」

「もちろん。旅行の準備とかで買い物も入れましょうか」

「そうですね。旅行と買い物と，勉強とアルバイトか……」

「今はやらなくてもいいものってありますか」

「掃除は外してもいいですかね」

「料理とサークル，どちらを入れますか」

「アルバイトをやめて，料理とサークルを入れます」

「わかりました。そうしましょう」

クライエントと作業療法士が話しながら決めていく★44 ことが重要です。

> ★44：COPMは，クライエントの作業についてクライエントと話しながら，クライエントの作業について想像し，共感しながら進めていきます。

第4段階　作業の遂行度と満足度の評定

1から10までの数字が記載されている遂行度カードと満足度カードを使って，それぞれの作業について，クライエントがどう思っているかを聞きます。

遂行度は「思ったとおりにうまくできているというのを10点満点にすると，何点くらいの出来でしょうか」などと聞きます。

満足度は「今のやりかたで大満足というのを10点とすると，何点でしょうか」などと聞きます。

```
遂 行 度

1   2   3   4   5   6   7   8   9   10
全くできないと思う              とてもうまくできると思う
```

遂行度カード

```
満 足 度

1   2   3   4   5   6   7   8   9   10
全く満足していない              とても満足している
```

満足度カード

Case13　作業ごとに遂行度と満足度を聞く

😊「思ったように本を読むことができますか」

😟「あまりできないな」

😊「申し分なく本が読める状態を10点，全く読むことができない
を1点とすると，今のあなたの場合，本を読むことは何点で
しょうか」

😟「ぜんぜんだめだ，集中できないし，目もかすむし」

😊「ぜんぜん本が読めないということは，1点でいいですか」

😲「少しは読めるから2点かな」

😊「では，満足かどうかということではどうでしょうか。少しだけ
本が読めるという今の状態にどのくらい満足していますか。全
く満足していなければ1点です★45」

😲「1点」

★45：遂行度と満足度の
点は，似ている場合もあり
ますが，大きく違う場合もあ
ります。遂行度の判断には
上手さと頻度のどちらかで
答える場合もあれば，両方
で答える場合もあります。ギ
ターは弾ける（上手さ）けど，
弾く機会がない（頻度）と
いうことがあります。この場
合には，頻度の観点から遂
行度は低くなるでしょう。

Case14 遂行度と満足度が違う場合

「トイレに行くということは，現在どのくらいできていると思いますか。10点満点でいうと何点くらいできているでしょうか」

「今は看護師さんに全部やってもらってて，自分ではできないから1点」

「満足度はどうでしょうか」

「看護師さんはやさしくてよくしてくれるから不満はないです。10点」

「外食をするということはどのくらいうまくできてますか」

「週に1回は外食してるから8点。連れていってもらって食べるから，食べるのは食べられる」

「満足度は？　十分満足していれば10点になります」

「なんか気を使っちゃって，前ほど楽しくないし，余裕がないから3点」

　遂行度と満足度をそれぞれ合計して，問題数で割ると，遂行スコアと満足スコア[★46]になります。遂行スコアも満足スコアも1から10点の範囲で示されます。COPMの初回評価（第1～4段階）の結果を**表1-3**に示します。

> ★46：遂行度の平均が遂行スコア，満足度の平均が満足スコアです。このスコアは，COPMの結果や，介入の成果を大まかに示すことになります。

　作業の名前[★47]をどう付けるかも重要です。「上手にギターを弾けるようになりたい」という場合は「上手にギターを弾く」になるでしょうし，「ギターは弾けるけど，弾く機会がない」という場合は「もっとギターを弾く」となるでしょう。クライエントの作業を表現する作業の名前を決めることができると，その先の作業療法の流れがスムーズになります。

> ★47：作業の名前を付けるときには，クライエントの言葉をそのまま使うこともありますし，作業療法士が言い換えてクライエントが確認する場合もあります。

表1-3　COPM初回評価（第1～4段階）の結果

作業の問題	重要度	遂行度	満足度
部屋の掃除をする	5	2	5
就職相談に行く	10	1	3
親に電話をかける	9	1	2
朝食を自分で作る	6	5	1
旅行	8	6	6

遂行スコア 15/5=3.0　満足スコア 17/5=3.4

Case15 　作業の問題に名前を付ける

😊「親との関係をよくしたいということですが，具体的にしていきたいことはありますか」

😮「話したほうがいいと思う」

😊「直接会って？　それとも電話か何か？」

😮「電話がいいかな」

😊「あなたから親に電話するということですね」

😮「すればいいんだけどね，なかなかね」

😊「では，親に電話するってことにしましょうね（「親に電話」と記載する）」

　第1段階で挙がった作業の名前を修正する場合もあります。COPMを実施するプロセスのなかで，クライエントも作業療法士もクライエントの作業の問題を考えることに徐々に慣れてくるので，よりうまくまとまりとしての作業としてとらえることができるようになるのです。

　さて，ここから作業療法の介入をします。

第5段階　遂行度と満足度の再評価

　ある程度の期間，作業療法を行った後で遂行度と満足度を聞く★48のが第5段階です。初回に決めた問題の遂行度と満足度を聞いて，スコアを計算して差をみます。

😊「前にお話したときに，部屋の掃除をしたいとおっしゃっていましたが，今はどうですか？（遂行度カードを見せながら）部屋の掃除が思ったようにうまくできる，を10点満点とすると，今は何点くらい掃除ができていると思いますか」

😮「8点かな（8を指差しながら）」

😊「かなりお掃除ができているんですね。それでは，満足度はどうでしょうか。（満足度カードを見せながら）今のお掃除の状態にとても満足している，を10点とすると，何点くらいの満足でしょうか」

😮「やっぱり8点くらいかな」

😊「かなりお掃除ができるようになって，満足しているという状態

★48：2010年の世界作業療法士連盟による作業療法の声明では，「（作業療法の）成果はクライエントが決め，多様であり，参加や作業参加から得られる満足，あるいは作業遂行上の向上において測定される。（The outcomes are client-driven and diverse and measured in terms of participation, satisfaction derived from occupational participation and / or improvement in occupational performance.)」と記載されています[13]。COPMは，まさにこの成果を示す具体的方法なのです。

なのですね」

「まあそうかな」

「では，就職の相談はどうでしょうか。思ったように就職相談に行けましたか（遂行度カードを見せながら）」

「行くことは行ったからまあまあで 5 かな」

「（満足度カードを見せながら）満足度は」

「4 だな。なかなか難しいから」

　自然に話しながら数字を聞いていきます。初回評価で選んだ問題すべてについて遂行度と満足度を記入[49]したら，遂行スコアと満足スコアを計算します。

　第 5 段階が終わってから「前は〇点で今は□点でした。〜さんがやってみようと思っていたことが，前よりうまくできるようになったようですね」などと会話を進めます[50]。

　作業療法を継続する場合は，COPM 評価表をもう 1 枚用意して，「これからはどうしましょう」と言いながら，前の評価表を見ながら「これとこれはまだ問題ですよね，これはもういいですか」などと話しながら，新しい評価表の第 1 段階に記入していきます。

　COPM は繰り返し使うことによって，だんだん使いやすくなります。クライエントが日常の作業に焦点を当てて語ることに慣れてくるので，スムーズに会話を進めることができるようになるのです。

　COPM の結果は**表 1-4** のように示すことができます。

> ★ **49**：第 5 段階では，重要度は聞きません。再評価後に作業療法を継続する場合には，新たに第 1 段階から COPM を実施します。

> ★ **50**：初回評価（第 4 段階）の遂行度と満足度をクライエントに見せずに，再評価（第 5 段階）を行います。クライエントが初回評価より高い点をつけなければと思ってしまうかもしれないからです。

4　介護者との COPM

　COPM が使えるのは，面接によってクライエントから情報を得ることができる場合と，クライエントの作業上の変化が望まれている

表 1-4　COPM 初回評価と再評価のまとめ

作業の問題	重要度	遂行 1	満足 1	遂行 2	満足 2
部屋の掃除をする	5	2	5	8	8
就職相談に行く	10	1	3	5	4
親に電話をかける	9	1	2	5	5
朝食を自分で作る	6	5	1	7	5
旅行	8	6	6	6	5

遂行スコアの変化（31/5）−3.0=3.2
満足スコアの変化（27/5）−3.4=2.0

場合です。COPM が言葉を使う面接評価である以上，クライエント
は話をすることができなければなりません。

　クライエントが幼い子どもであったり，重度の認知機能障害を
持っている場合には，作業療法依頼箋に記載されているクライエン
トにとって身近な人に，COPM を実施します。家族や介護者など，
クライエントと日常生活を共有している人で，クライエントの作業
の問題について話せる人が COPM の回答者になります。

★51：家族や介護者の回答が，クライエントの意思を代弁しているとは思えない場合は，作業療法のクライエントは診断名がついている人ではなく，家族や介護者になります。作業療法士は，家族や介護者と協働関係を構築しながら作業療法を進めていきます。

Case16　回答者がクライエントの代弁をしている

「～さんができるようになったらいいと思うことはありますか」

「少しでも自分のことを自分でできるようになってほしい★51」

「具体的に，これは自分でできたらいいのに，ということがありますか」

「飲み物を飲もうとするのだけれど，ほとんどこぼしてしまうので，何とか自分で口に運んだときに，飲めたらいいなと思います」

　この場合は，介護者がクライエントの行動から，クライエントが
「飲み物を飲む」という作業をしたいだろうと推測しています。した
がって，介護者はクライエントの代弁をしていることになります。作
業療法のクライエントは飲み物を飲もうとしているクライエントで，
OT はクライエントが飲み物を飲めるように介入していくことにな
ります。

Case17　回答者が作業療法のクライエントになる

「～さんができるようになったらいいと思うことはありますか」

「少しでも自分のことを自分でできるようになってほしい」

「具体的に，これは自分でできたらいいのに，ということがありますか」

「食事のときに，口にうまく入らなかったり，器が倒れたりして，汚くなって片づけがたいへんです」

　この場合は，たいへんなのは回答者である介護者なので，「汚さず
に食べる」あるいは「片づけやすいように食べる」という作業は，介
護者の作業です。つまり，介護者はクライエントの代弁をしている

のではなく，介護者という役割を遂行するうえで感じている自分の作業について回答しています。したがって，作業療法で汚さずに食べられるようになったり，片づけやすい食事の仕かたができるようになったら，その成果を感じる人も介護者ということになります。作業上の問題の変化を望んでいる人は介護者なので，介護者が作業療法サービスの利益を受けるクライエントだということになります。

Case18 回答者が介入を必要とするクライエント

「～さんができるようになったらいいと思うことはありますか」
「夜ぐっすり眠ってほしいです」
「～さんが夜眠らないので，困っていることがありますか」
「私も眠れないので，身体がもちません」
「あなたがしている介護のなかでうまくいかないなあと思うことはありますか」
「トイレ介助です。便秘だったり下痢だったりするし，すんなりトイレに行ってくれないこともあるのでたいへんです」
（「トイレ介助」と記載する）

　この場合も作業療法のクライエントは介護者です。作業療法では，この介護者が効率よく介助ができるように，評価し，方法を提案し，介護者であるクライエントと一緒に練習していくことになるでしょう。

　クライエントの年齢や診断名や障害の程度から，COPMが実施できるかどうかが決まるものではありません。精神機能検査の成績が低くても自分の作業の問題を話せる人もいます。しかし，COPMを行うなかで，どうも言っていることが怪しいと感じることがあります。特別支援学級に通っている中学生の例を示します。

Case19 幼いクライエント

「毎日の生活のなかで，しようと思っていることはある？」
「勉強です」
「何の勉強？」
「花が好きです」
「よく花を見るの？」

👧「はい。学校にあります。水をあげます。○×くんです」

👩「？……花に水をあげることのほかにしていることはある？」

👧「テニスです」

👩「テニスをしているの？」

👧「クラブです。△△ちゃんもいます」

👩「勉強はどう？」

👧「勉強します」

👩「学校の勉強は楽しい？」

👧「○○くんです★52」

★52：面接を進めながら，このクライエントと面接を続けるかどうか迷うことがあります。4歳の子どもでも，認知症の診断がある人でもCOPMを始めることで，何らかの情報を得ることができます。

　このクライエントに，標準的な手順でCOPMを実施するのは不適切ですが，このクライエントは，学校で「花に水をやる」，「テニス」，「勉強」という作業をしていて，友だちも複数いるらしいことがわかります。話す途中に笑顔もみられたので，学校での生活を不快に思ってはいないようだということもわかります。COPMを続けてみました。

👩「お花に水をあげるのは，上手にできる？　とっても上手にお花に水をあげられたら10点なの，〜ちゃんは何点かな」

👧「10点」

👩「お花に水をあげるの，難しかったら1点だよ。お花に水をあげるの難しい？」

👧「1点」

　このやりとりから，クライエントは数字の意味をわかっていないと判断できるので，COPMを中止しました。そして，母親にCOPMを実施しました。

　認知症の高齢者の場合も，数字を言うことは難しいことがあるので，COPMの第1段階だけを実施することがあります。

Case20　認知症高齢者の場合

👩「したいことはありますか」

👴「………」

👩「楽しみしていることはありますか」

👴「………」

👩「他の人がしていることで，いいなあ，やってみたいなと思った

ことはありますか」

「兄は碁をやってたよ。俺には教えなかったね」

この場合，クライエントから「碁」という作業名が出てきたことだけで，COPM を実施した価値があったといえるでしょう。このようなゲームに関心があるのかもしれないし，碁をするような雰囲気が好きなのかもしれません。弟だということでしたいと思ったことができなかったという経験をしてきたのかもしれません。次に実物や環境を提示することで，クライエントから主体的な行動が出てくる可能性があります。

この場合も，家族や介護者に COPM を実施することになるでしょう。

Case21 別の認知症高齢者の場合

「○○さんの役割は何でしょう」

「お小遣いをあげること，△○ちゃんっていってね。かわいいよ」

それは，お孫さんの名前でした。クライエントは孫が小さいときの話をしましたが，実際にはもう成人していました。標準的な COPM はできませんが，クライエントが子ども好きなことや，他人に何かをしてあげることに関心がありそうだということがわかりました。この結果を共有しながら，家族や介護者に COPM を実施できます。

5 COPM から始まる作業療法

COPM のときに語られた作業が，そのまま作業療法で行う作業とならないことはよくあります[53]。COPM で語られた作業から作業療法を始めることによって，徐々にクライエントにとっての意味のある作業がみつかっていくのです。

烏骨鶏（うこっけい）[54]

ケイさんは 50 代で脳卒中になるまで，会社を経営していました。何でも一人で決めて，人一倍努力して，目標を達成することが自分の人生だと思っていました。

★53：COPM は，クライエントの作業を知る方法です。COPM の結果を共有しながら，クライエントと一緒に目標を決めることになります。

★54：これは，古山千佳子氏が担当した事例で，本書第 1 版にも掲載されたものです。

ケイさんは入院と外来でリハビリテーションを受けた結果，歩けるようになったけれど，右手が動くようにならないことが不満でした。

引っ越しをしたケイさんは，新しい作業療法士に出会いました。ケイさんは「右手を治してほしい」と言いました。作業療法士は右手を治すことは難しいけれど，右手の関節が固まらないような体操を教えることはできると言いました。ケイさんは右手が治ることなら何でもすると言い，作業療法士の教える体操（ケイさんの左手で右手を動かす）を覚えました。

次の作業療法のときにケイさんは烏骨鶏を買ったと言いました。それは，ケイさんの知人が，烏骨鶏の血を飲むと麻痺が治ると言ったからだというのです。作業療法士は顔を曇らせながらケイさんの話を聞き，烏骨鶏を飼うのならば小屋を作ってみてはどうかと提案しました。

ケイさんは作業療法室で万力を使って板を固定して鋸で板を切ったり，釘を打つ練習をしました。次の作業療法のとき，ケイさんは自分の作った烏骨鶏の小屋を写真に撮って持ってきました。作業療法士はその出来栄えに感心しました。ケイさんも「片手でここまでできるとは思わなかった」と嬉しそうでした。そして，もっと大きな小屋を作るつもりだと作業療法士に告げ，一緒に計画を立てました。しばらくして，烏骨鶏の立派な小屋ができ上がりました。ケイさんは「片麻痺でも，ここまでできるということをみせたい」とこれからの抱負を語り，その後ケイさんは烏骨鶏の孵化にも挑戦するようになりました。

ケイさんは一度も烏骨鶏の血を飲むことはなく，烏骨鶏を可愛がる日々になりました。

★55：これは，梅崎敦子氏が担当した事例で，本書第1版にも掲載されたものです[14]。

釣りにいく★55

シマさんは90歳を目前にして脳腫瘍になりました。入院してリハビリテーションを続けていましたが，一向に回復の気配はなく，体力は衰えるばかりでした。

シマさんは作業療法士に釣りにいきたいと言いました。作業療法士は限られたシマさんの機能でできることを探し，タイルモザイクで魚の絵を描くことを提案しました。

シマさんは，釣りに行ったときの思い出話や，誰にどんなふうに頼めば釣りに行けるかなどと，将来の釣りの計画を話しながらモザイクをしました。作業療法士とシマさんは，愛媛の宇和島に釣りにいく計画を話しました。宇和島の写真を見たり，宇和島にまつわる

四方山話に花が咲きました。「もう一度宇和島に釣りにいく」シマさんの気持ちはそこにありました。作業療法士もシマさんがどうしたら宇和島に行けるかをあれこれ考えて，話しました。シマさんは自分の体力が衰え続けていくにも関わらず，宇和島へ釣りにいく話を続けました。徐々にシマさんの声も弱くなり，話すテンポも遅くなりました。これは作業療法士にとっては苦しく辛いことでもありました。シマさんの宇和島行きが実現する可能性は，日に日に減っていくように思ったからです。そして，シマさんは亡くなりました。

シマさんがしたい作業は「宇和島へ釣りにいく」ことでした。しかし，シマさんが実際にしたのは，「モザイクで魚を作る」ことと「宇和島へ釣りにいく話をする」ことでした。それでも，この作業があったから，シマさんは最後まで希望を持ち続け，シマさんらしい人生を送ることができたように思えました。「宇和島へ釣りにいく」ことはシマさんの希望でした。叶うか叶わないかに関わらず，希望を持って前向きに取り組むことがシマさんの生きかただったのです。病気も老化もシマさんを，ただ治療や介護を受けるだけの，受身の人間にすることはできなかったのです。最後まで「宇和島へ釣りにいく話をする」シマさんは，自分では意図しなかった身体の変化によって，自分の人生が征服されてしまうことを断固として拒否しているようにもみえました。強く一本筋の通った人生を生き抜いたシマさんと一緒に，「宇和島に釣りにいく計画を立てる」ことができたことを，作業療法士は誇らしく思いました。

COPM Q&A

Q COPM を拒否するクライエントがいます。どうしたらいいでしょう。

A 自分で自分の作業の問題を考えて，作業療法士に話すということに抵抗を感じる人はいます。医療の専門家は，医学的知識をきちんと持ち，患者のために正しい判断をすべきだと考えている人です。このようなクライエントは作業療法士の言うとおりにリハビリテーションをがんばろうと思っているので，治療内容を指示しない作業療法士に不信感や違和感[56]を覚えるのです。

言葉だけではなく，態度からもクライエントが COPM を心地よく思っていないということが伝わってきたら，COPM を中断して，どのような治療を望んでいるかを聞いてみましょう。

★56：シンガポールで COPM の研修会に参加したときに，アジア人は自己主張しないから COPM の実施は困難だと発言した人がいました。COPM 開発メンバーの一人で，そのときの講師だったスー・バプテスト（Sue Baptiste）は，イギリスに住む自分の母親に COPM のことを話したときに「あなたは治療者なのに，患者に何をするかを聞くなんて，私には到底受け入れられない。治療者は治療内容を知っているべきだ」と言われたそうです。一般的に世の中では，専門家は素人よりも，よく知っているべきだという考えが優勢です。

★ 57：「リハビリ」が何を意味するのか，ほかの言葉で言い換えてみましょう。機能回復に向かうという建前のもとで行われる，容易に成果の表れない反復活動を「リハビリ」と呼んでいる場合もあります。

> **Q** 「リハビリ★57」は機能訓練だと思い込んでいるクライエントに，COPM を実施するにはどうしたらいいですか。

A クライエントが「リハビリ」をしてもらいたい，専門家が特別なことをしてくれるのが「リハビリ」だと思っている場合，COPM はリハビリをしてもらえないこと，あるいはリハビリが終了してしまうことと受け止められるかもしれません。このようなことが起こらないためにも，作業療法の開始時に COPM を実施することが重要です。初めに COPM を実施することで，クライエントに作業療法とは何かを伝えることができ，作業に焦点を当てた作業療法をすることが可能になります。

COPM が，以前に作業療法で行っていた治療法と全く異なる場合にも COPM の導入は難しくなります。そんなときには，「今までの機能訓練で，ここまで回復したのですね。これからは，実際の生活のなかでできるようになったらよいと思うことに取り組んでみませんか」とか，「"リハビリ"として自分でできること★58 を一緒に探してみませんか」などと話してみるとよいかもしれません。

★ 58：クライエントの作業を特定するとき，クライエントが主語になるような表現を使う必要があります。「満足できる"リハビリ"をしてもらえるよう担当セラピストと交渉する」という作業が挙がるかもしれません。

★ 59：世間話からクライエントの作業がわかって，関連する写真などを飾ることにより，職場内で作業に対する関心が高まったという例もあります。

> **Q** 既成の活動プログラム★59 に参加することが作業療法だと思っているクライエントに，COPM を実施するにはどうしたらいいですか。

A 専門家が決めてくれたプログラムに参加することで，クライエントが自分の居場所を確認しているような場合，COPM を実施することはクライエントを不安にしてしまうかもしれません。COPM を自然に行うためには，クライエントが決めた，あるいはクライエントと一緒に決めた作業を行う所が作業療法だという環境が必要です。クライエントがそれぞれ自分の作業をしている環境があれば，新しいクライエントも自分はどの作業をしたいかと自然に考えるようになるでしょう。作業療法がクライエントの作業を行う場所となることによって，COPM の適応範囲が広がります。また，患者本位の病院，利用者主体のサービスが真に実現すれば，クライエントが何をするかを決めるという COPM の考えを受け入れる人が増えるでしょう。

Q 何もしたくないというクライエントはどうしたらよいですか。

A まず，クライエントの言葉を受けとりましょう。そのとき，その場でのクライエントの状況を理解し，クライエントと同じ視点に立つ努力をしましょう。

作業療法に来ている理由があるはずなので，そこから話題を広げることができるかもしれません。以前からの趣味や仕事の話を聞くなかで，やりたいことがみつかる場合もあります。あるいは，何か手頃な作業をまず始めてみることで，その作業を好きか嫌いかがわかりますから，それを手がかりに，クライエントの作業をみつけていきましょう。あるいは，そのクライエントが現在の生活に満足していて，新しいことは何もしたくないと言うのかもしれません。その場合には，クライエントが満足している現在の生活が維持できるように考えることになります。

Q 再評価[60]で遂行度や満足度が下がってしまいました。作業療法の効果はマイナスだったのでしょうか。

A COPM は作業遂行に対するクライエントのとらえかたを評価するものですから，クライエントのとらえかたに変化が起こったことは確かです。再評価でスコアがマイナスになるのは，クライエントの機能が低下して，できていたことができなくなってしまった場合もありますが，クライエントの洞察力が高まって，より現実的にとらえることができるようになった場合もあります。どちらの場合もこれから作業療法を進めるうえでの重要な情報になります。COPM の結果を記録する際には，点数だけではなく，点数の変化に対する解釈を書き添えましょう。

Q COPM で，作業療法では解決できない問題が出てくると，クライエントに申し訳ない気持ち[61]になります。クライエントをがっかりさせることになっても COPM を行ったほうがよいのでしょうか。

A COPM で挙がった問題を，作業療法士が解決するのではなく，クライエントと同じ地平に立つのだと考えたらよいと思います。COPM で挙がった問題が，そのまま目標にならないことも多くあります。こんな作業ができるようになったらいいなと

★ 60：COPM は個別評価なので，点数を他の人と比べることはできませんが，介入の前後で遂行度と満足度の点数を比べることはできます。数字の差は，クライエントのとらえかたの変化を示すものです。プラスでもマイナスでも，クライエントのとらえかたの変化を理解し，次の介入に活かしましょう。

★ 61：クライエントから実現不可能な望みを聞くことを恐れていたり，クライエントの望みを叶えられない自分の不甲斐なさに落胆したりする作業療法士に会ったことがあります。クライエントと作業療法士は，クライエントの健康や幸福のために一緒に取り組んでいくパートナーだということを思い出せば，感じかたが変わるかもしれません。望みは叶わなくても，したいことを話すことに価値があります。

思っているクライエントと一緒に，今から何をしようかと協働を始める第一歩が COPM です。その後に続く作業療法のなかで，クライエントと作業療法士は，信頼し合えるパートナーになっていくことでしょう。

Q 失語症や認知症のクライエントにはどうしたらよいでしょうか。

A COPM は面接評価なので，面接が実施できないクライエントに COPM を実施することはできません。しかし，セラピストが「正しいと思う」ことをクライエントが答えないからといって，クライエントに COPM を実施できないわけではありません。どんな場合でもクライエントの視点を作業療法に取り入れることは大切なので，クライエントの視点を取り入れる工夫を凝らしましょう。第 1 段階だけでも実施できるかもしれません。

Q 介護者などに COPM を実施するときに気をつけることは何ですか。

A 2 種類の場合が考えられます。まず，クライエントの意思を代弁することができる介護者の場合には，クライエントが話すことができればこう言うだろうと介護者が思うことを聞きます。別の場合は，作業療法の成果を必要としているのが介護者の場合です。問題行動を起こすクライエントの介護で，リラックスする時間がないという介護者の場合，作業療法のクライエント（作業療法サービスによって利益を得る人）は介護者となります。

Q COPM を実施する際に文化の違いが影響しますか。

★ 62：先入観や偏見のない人はいません。無意識の前提が先入観や偏見となって，行動を制限することはよくあります。自分の行動を振り返り，なぜその行動をとったのか，その行動の先に予測したことは何なのかを問うことで，自分の前提に気づくことができます。

A COPM は個人の価値観を重視する評価法なので，個々のクライエントの文化に沿って実施します。アジア人は自己主張しない，日本人は本音を言わない，高齢者はがまんする，若者はわがままだ，精神疾患や認知症の人のとらえかたは歪んでいる，といった見かたがあったとしても，目の前のクライエントがそのとおりかどうかはわかりません。先入観 ★ 62 を捨てて，COPM を始めてみましょう。クライエントの文化を知るきっかけになります。そのクライエントが何を重要視しているかがわかれば，何から始めて，どちらに進むかの手がかりを得ることができます。クライエントの言葉の意味や非言語的メッセージを受けと

るよう心がけましょう。

Q 理論[63] を知らなければ COPM を実施できませんか。

A 理論を知らなくても使えることもあるし，理論を知っていても使えないこともあります。人は自分に合った作業を行うことで健康になれるのだという信念を持ち，そしてクライエントと一緒に，クライエントの作業を探していくなかで，対話と経験を通して COPM をうまく使えるようになっていくはずです。

Q インタビュー技術[64] がないと COPM は使えませんか。

A COPM を通してインタビューが上手になります。COPM の面接で最も重要なのは，応答（内容の確認と情緒的共感を示すこと）と言い換え・要約だと思います。COPM は，クライエントと作業療法士が，クライエントの生活のなかで重要で意味のある作業を探し求めるプロセスです。したがって，常に話の要点をつかみながら先へ進んでいきます。

Q COPM 実施にどのくらいの時間がかかりますか。

A 初回評価（第1～4段階）は，通常15～20分です。作業に焦点を当てた作業療法を始めたばかりの作業療法士は，クライエントから作業名を聞き出そう，引き出そうとするので，時間がかかると思うかもしれません。あるいは，クライエントのすべての作業を一度の COPM で明らかにしようとして，長々と面接を続けてしまうこともあるようです。

　初めて作業に焦点を当てた作業療法をするクライエントであっても，「したいことはありますか」というシンプルな質問から会話が弾む場合もあります。会話が弾みすぎて面接が長引きそうになったら，「そのお話は次回ゆっくりお聞きしますね」と言って，COPM を先に進めることもできます。

★63：筆者の経験では，理論に詳しくても COPM を使わない人はたくさんいます。理論を知らずに COPM を使い続け，クライエントの力を発見し，クライエントが力をつけ，素晴らしい作業療法を展開している人もいます。

★64：クライエントも多様だし，作業療法士も多様なので，修得すべき正しいインタビュー技術があるかどうかは疑問です。行動と省察を繰り返して，自分のインタビュースタイルを作り上げていくとよいと思います。

Q 作業療法のプログラムがすでに決まっている場合，COPM をすることは無意味ですか。

★ 65：COPM を標準化された方法では使わないけれど，世間話のなかでクライエントの作業を聞いているという人もいます。作業療法の正式な記録とする場合や，研究の成果指標とする場合には，標準化された方法で使う必要があります。普段から作業に焦点を当てた会話をしていると，正式に COPM を実施するときに円滑に進みます。

A 精神科や老人デイケアではグループ主体のプログラムだけが行われている場合があります。重症度別にプログラムが決まっていたり，疾患や障害別に評価項目が決まっていたりすると，COPM 実施が難しいかもしれません。それでも，クライエントと話す機会[65]があったら，聞いてみましょう。

作業療法の目標は，当人にとって意味のある作業ができるようになることです。そのための時間と場所を作り出すことも，作業療法士の仕事です。障害を持った人が参加できるような社会を作るために，できることを考えましょう。

Q 作業療法士以外でも COPM を使えますか。

★ 66：International Classification of Functioning, Disability and Health（ICF）は，職種や領域を越えて使われる障害の状態を理解するための枠組みです。ICF は分類枠なので，どのような問題があるかを共通の枠組みを使ってコミュニケーションをするときに使えます。
COPM は，個人の作業のとらえかたが時間経過で変化したかどうかを測定する評価法です。

A COPM は，成果指標としてさまざまな研究で使用されています。1998 年に日本語訳を出版したときから，医師や理学療法士による問い合わせがありました。COPM は作業療法の成果を示すために開発された評価法ですが，クライエントの作業についての見かたを知りたいと思うのは，作業療法士だけではありません。国際生活機能分類[66]の活動・参加における成果を重視する傾向はますます強くなっています。リストからクライエントが興味のある活動を選択するよりも，クライエントとの対話からクライエントの環境でクライエントの作業を知っていく COPM を魅力的な評価法だと考える人は，これからも増えるでしょう。

Q 活動を限定して COPM を行ってもいいですか。

★ 67：生活の質の向上における化粧の効果を検証した研究では，化粧に限定してできるようになりたいことを聞く形で，COPM を使用しました。

A 研究の成果指標[67]として COPM を使う場合に，研究目的に合わせて，活動領域を限定して，クライエントの優先する作業を聞き，重要度，遂行度，満足度を聞くことがあります。しかし，クライエント中心の実践のなかで COPM を使う場合には，クライエントの生活を構成している作業，将来のクライエントの生活をよりよい状態にするような作業を，クライエントと話しながら見つけていきます。

Q 医学モデルが優勢な職場で COPM を行うと，不十分な知識しか持たない無能な治療者のようにみられてしまいます。どうしたらいいでしょう。

A 実践の文脈によって求められる知識は異なります。急性期や回復期の病院では，クライエントの疾病や症状，最新の治療理論や技術，予後に関するエビデンスを知ることは不可欠です。慢性期や終末期のケアの現場では，ソーシャルサポートや地域資源に関する知識が重要になります。そして，いつでもどこでも作業療法を行うためには，クライエントの作業に関する知識[★68] は必須です。

★68：クライエントや多職種と目標を共有する方法としてゴール達成スケーリング（Goal Attainment Scaling；GAS）があります。COPM を使用することで，ゴールを決めやすくなります。

Q COPM を実施するときに大事なことは何ですか。

A 生活を今よりよくするには，どのような作業をすることだろうか，という疑問を持ち続けることです[★69]。この作業をしているときが幸せ，心が落ち着く，という作業は何か，どのような作業ができたら，将来に希望が持てるようになるか，周囲の人々に認めてもらえるか，という問いを作業療法士が持ち続けながら，クライエントの生活をよく見て，聞いて，一緒に経験することで，クライエントにとって意味のある作業に出会う日が近づくはずです。

★69：自分自身の生活も，どの作業をどのように行うかで変化するはずです。作業を見る目（作業レンズ）を磨いていきましょう。

Q COPM で挙がった作業を目標とすることができないときは，COPM をする意味はないですか。

A COPM はクライエントの作業を知るための評価法であって，目標を決めるための手段ではありません。COPM を通して，クライエントの作業についてのみかたを共有できたら，そこから一緒に目標を考えたり，計画を立てたりしていきます。

文献
1) 秋元波留夫，冨岡詔子：新 作業療法の源流．pp303-312，三輪書店，1991
2) Law M（著），宮前珠子，長谷龍太郎（監訳）：クライエント中心の作業療法 ─ カナダ作業療法の展開．pp1-20，協同医書出版社，2000（Law MC：Client-Centered Occupational Therapy. Slack, Thorofare, 1998）
3) カナダ作業療法士協会（著），吉川ひろみ（監訳）：作業療法の視点：作業ができ

るということ．大学教育出版，2000（Canadian Association of Occupational Therapists：Enabling Occupation：An Occupational Perspective. CAOT, Ottawa, 1997）

4) エリザベス・タウンゼント，ヘレン・ポラタイコ（編著），吉川ひろみ，吉野英子（監訳）：続・作業療法の視点：作業を通しての健康と公正．大学教育出版，2011（Townsend EA & Polatajko HJ：Enabling Occupation II：Advancing an Occupational Therapy Vision for Health, Well-being, & justice through Occupation. CAOT, Ottawa, 2007）

5) Egan M & Restall G：Promoting Occupational Participation：Collaborative Relationship-Focused Occupational Therapy. CAOT, Ottawa, 2022

6) ヘレン・ポラタイコ，アンジェラ・マンディッチ（著），塩津裕康，岩永竜一郎（監訳）：子どもの「できた！」を支援する CO-OP アプローチ．金子書房，2023〔Polatajko H J & Mandich A：Enabling occupation in children：The Cognitive Orientation to daily Occupational Performance（CO-OP）approach. CAOT, Ottawa, 2004〕

7) 塩津裕康：子どもと作戦会議 CO-OP アプローチ入門．クリエイツかもがわ，2021

8) 吉川ひろみ：カナダモデルで読み解く作業療法．シービーアール，2018

9) 山根奈那子，吉川ひろみ：作業バランスを評価する尺度と定義に関する文献レビュー．作業科学研究 16：41-54，2022

10) American Occupational Therapy Association：Occupational Therapy Practice Framework：Domain and Process Fourth Edition. Am J Occup Ther 74（Supplement_2）：7412410010p1-7412410010p87, 2020

11) Law M, et al：The person-environment-occupation model：A transactive approach to occupational performance. Can J Occup Ther 63：9-23, 1996

12) Zemke R & Clark F（著），佐藤 剛（監訳）：作業科学：作業的存在としての人間の研究．三輪書店，1999（Zemke R & Clark F：Occupational Science：The Evolving Discipline. F. A. Davis, Philadelphia, 1996）

13) 吉川ひろみ：「作業」って何だろう 作業科学入門．第 2 版，医歯薬出版，2017

14) 梅崎敦子：2 人の最後の作業から学んだこと．OT ジャーナル 37：828-829，2003

第 **2** 章

習うより慣れろ
できてる加減を測る AMPS と遂行分析

寝坊した朝は，コーヒーをこぼしたり，脱ぎかけのパジャマにつまずいたり，探し物をみつけられなかったり，忘れ物をしたり，日常のことがいつもどおりにできず，さんざんな気持ちになることがあります。一方，トーストが焼ける間にコーヒーを入れ，スクランブルエッグの焼き加減も完璧で，たいした努力をしなくても，美しく朝食を準備できる日もあります。心身機能障害がなくても，作業遂行がうまくできないこともあります。

作業遂行がうまくできるとは，どういうことでしょうか。人と環境と作業が合流した結果としての作業遂行の上手さを測るために開発されたのが，運動とプロセス技能評価（Assessment of Motor and Process Model；AMPS，アンプス）です。

1 AMPS 開発の背景

AMPS は 1980 年代に作業療法士の大学院生が，特別に設定した検査場面ではなく，自然の日常生活の場面を観察して，日常生活を行う能力を測定できないものかと考えたことから始まりました。同じ頃，アメリカの作業療法士アン・フィッシャー（Anne G. Fisher）が統計学を勉強するなかで，評価法を考案する機会があり，日常のどの課題でも共通に観察される「物を持ち上げる」「物をつかむ」などの普遍的遂行技能[★1]を点数化してデータとする評価法を考案し，これが AMPS の基礎となりました。AMPS は，世界中の 25 万人以上の人々から集められたデータベースをもとに，コンピュータが測定値を計算します。現在 27 か国以上で作業療法士が AMPS を使っています[1,2]。

> ★1：作業を遂行する能力は，身体機能（筋力，耐久力など）や精神機能（集中力，記憶力など）とは異なります。サンドイッチを作るために，パンを選んだり，ナイフを握ったり，ジャムのついたナイフをパンの上で動かしたりすることは，物と行為がセットになっています。選んだり，握ったり，動かしたりという能力は，どの課題でも必要になる普遍的遂行技能なのです。

AMPS の評価項目は，遂行技能として作業療法の教科書に記載されることになりました[3]。

1 遂行の質

AMPS は，遂行の質（作業遂行の上手さの程度）を測定する評価法です[1,2,4]。日常生活活動（ADL）評価の多くは，全介助から自立までを点数化していますが，AMPS で評価するのは，自立だけではありません。身体的努力，効率性，安全性，自立性の 4 点から遂行の質を評価します。これは作業遂行の上手から下手までのものさしを作るということです。努力を要し効率が悪く危険で援助が必要な作業遂行は下手で，楽々と効率よく安全に一人でできる作業遂行は上手で

	身体的努力	効率性	安全性	自立性
遂行の質が高い	努力せずに簡単にできる	時間も場所も最小限しか使わず要領よくできる	安全である	一人でできる
遂行の質が低い	精一杯の努力で疲れる	不要な反復が多く時間がかかる	怪我をしたり，物を壊す危険がある	援助が必要である

図 2-1　遂行の質

す（**図 2-1**）。

　子どもは服を着るときに，服を広げたり，頭を通すところを間違えたり，ボタンをずれたままはめたり，靴を左右逆に履いたりします。身体的にも相当な努力をして，効率が悪く，服を破く危険があり，援助が必要です。これは遂行の質が低い状態です。そして繰り返し練習していくと，楽に効率よく安全に一人でできるようになり，遂行の質が高まります。

　初めて自転車に乗ろうとしたときも，身体的に苦労し，曲がったり止まったりして時間がかかり，転ぶ危険があり，援助を必要とします。そして徐々に，努力しなくてもすいすいと安全に一人で自転車に乗れるようになります[★2]。

> ★2：遂行技能（performance skill）と，心身機能（body function）や能力（capacity）とを区別しましょう。遂行技能は，物と行為のセットとして観察され，練習することで上手になります。心身機能や能力に変化がなくても，遂行技能は向上するのです。

2　遂行技能

　作業遂行を構成する目的指向的行為は，人が日常生活上の課題を遂行するときに観察できる最小単位です[1,3]。

　冷蔵庫から飲み物を用意するという課題を考えてみましょう。この課題が上手にできるかどうかは，**図 2-2** に示す遂行技能の 1 つひとつが上手にできるかどうかによって決まります。

　脊髄損傷による四肢麻痺，上肢筋力低下，視覚失認という診断名や心身機能障害がわかっても，冷蔵庫からジュースを出すという課題がどのように遂行されるかはわかりません。車椅子を使えば冷蔵庫までの移動もできるし，使い慣れた冷蔵庫なら簡単に戸が開くかもしれません。一方，心身機能障害がなくても，馴染みのない環境では，お目当てのジュースをうまくみつけられなかったり，戸の開閉に必要な力加減がわからず時間がかかったりするかもしれません。遂行技能は心身機能とは違うのです[1,3]（**表 2-1**）。

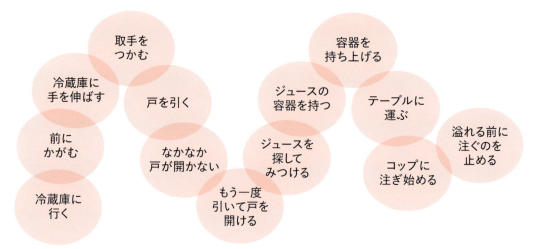

図 2-2　作業遂行を構成する遂行技能

表 2-1　遂行技能と心身機能

遂行技能	心身機能
・作業を遂行するときに観察できる ・物と行為のセットとして観察できる ・例：朝食準備のときに，ジュースを選ぶ，冷蔵庫から出す，コップに注ぐ	・身体を動かす機能 ・感覚や知覚を使う機能 ・精神を使う機能 ・例：筋力，耐久力，触覚，痛覚，記憶，感情コントロールなど

　初めてのメニューで料理を作るときには，何回もレシピを確かめたり，分量を何回も量り直したり，焼き加減の見当がつかなかったりしますが，続けて何回も作っているうちに，レシピを見なくても，手早く仕上がり，上手に作ることができるようになります。記憶力が向上したわけでも，巧緻動作能力が向上したわけでもありません。作業遂行は繰り返し行うことで上手になるのです。

　作業を行うときの遂行技能には，運動技能とプロセス技能があります[★3]。運動技能は，自分が動いたり，必要な物品を動かしたりする技能です。プロセス技能は，上手にできるように段取りしたり，必要な物品を選んだり正しく扱う技能です。

★3：運動技能（motor skills）は運動機能や動作とは異なります。プロセス技能（process skills）は認知機能とは異なります。人間作業モデルでは，process skill を処理技能と訳していますが，AMPS のプロセス技能と同じ意味です。

3　項目反応理論を使用した評価

　AMPS は項目反応理論を使用した評価法です[5]。伝統的評価法では評価したい内容すべてを調べますが，項目反応理論を使った評価法は，一部をみることで能力を推定しようとします。

日常生活活動（ADL）評価の多くは，食事，整容，排泄といった
ADL項目についての自立度を評価します。一方，AMPSは2課題を
観察するだけで，運動技能とプロセス技能の測定値を算出します[1]。

1）　課題難易度

日常生活活動（ADL）には，一人で食事ができるようになることよ
り，服を着ることのほうが難しいといった難易度があることは，以
前から知られていました。難易度は子どもが自立してできるように
なる順序，障害の進行に伴って介助が必要になる順序と考えられま
す。

AMPSの開発にあたって，日常のさまざまな課題[★4]を行う能力に
ついてのデータが集められました。AMPSの課題は，課題難易度が
一定になるように基準が決まっています。服を着る課題の基準は，着
ている服を脱いで，あらかじめ決めておいた別の服を着る，という
ことになっています。

また，いろいろな人が自分の作業としてできるように，オプショ
ンを認めています。トーストを作る課題の基準は，パンは2枚と決
まっていますが，トーストに塗るものはバターでも，ジャムでもよ
いということになっています。コーヒーか茶を入れるという課題の
基準は，コーヒーメーカーでコーヒーを入れてもいいし，紅茶ポッ
トで紅茶を入れてもいいことになっていますが，カップに注いで，ミ
ルクかクリームと一緒にテーブルに出すことになっています。アメ
リカ人はコーヒーを好む人が多く，ヨーロッパ人は紅茶を好む人が
多いなど，文化的傾向や個人の好みで課題を行えるように工夫され
ています。

中国人はサンドイッチやサラダなど冷たい料理を好まないことや，
日本などアジアでAMPSが使われ始めたことから，インスタント
ラーメン，味噌汁，炒飯といった課題も追加されました。

AMPS課題は，大勢の人がうまくできれば難易度の低い簡単な課
題となり，大勢の人がうまくできなければ難易度の高い難しい課題
となります。つまり，AMPS課題の基準を作ってから，データをた
くさん集めることによって，難易度が決まるのです（図2-3）。課題
難易度がわかると，上着の着替えに手間どる人は，洗濯物をたたん
だり，サンドイッチを作るときには，もっとたいへんだろうと推測
できます。かなり上手に味噌汁を作れる人は，掃除機をかけたり，サ
ンドイッチを作ったりすることも，ほどほどにできるでしょうが，炒
飯を作るのは難しいのではないかと推測できます。

> ★4：AMPSの初版では53
> 課題でしたが，第8版では
> 120課題となりました。課題
> 数が増えることで，多様な
> 年齢や文化のクライエントが
> 馴染みのある課題を選べる
> ようになりました。

パスタとサラダ
炒飯
ソースパスタと飲み物
卵焼きとコーヒー
味噌汁
サラダ
トーストとコーヒー
アイロンかけ
植木の植え替え
掃除機をかける
庭を掃く
カップヌードル
ジャムサンドイッチ
シリアルと飲み物
猫に餌
洗濯物たたみ
インスタント飲み物
歯を磨く
上着の着替え
おやつを食べる

簡単 ←→ 困難

A
上着の着替えに手間取るなら、多くの ADL 課題は難しいだろう

B
かなり上手に炒飯を作れるなら、多くの ADL 課題も問題なくできるだろう

図 2-3　項目反応理論による課題難易度
適度に難しい課題を観察することで，ほかの課題の遂行を推定することができる[★5]。

★5：上着の着替えに手間取るAさんは，上着の着替えよりも難易度が高い課題では，もっと手間取るだろうと推測できるので，難しい課題で遂行能力を評価する必要がないのです。上手に炒飯を作ることができるBさんの遂行能力はAさんより高いこともわかります。

2）技能項目難易度

　AMPS のデータから，運動技能とプロセス技能についても難易度があることがわかりました。運動技能とは，自分が動いたり，物を動かしたりする技能で，16 項目あります（図 2-4）。プロセス技能とは，適切に物を使ったり，順序よく作業を進めたり，問題が起こったときに対応する技能で，20 項目あります（図 2-5）。適切な速度を一定に保つ（Paces）という項目が運動技能とプロセス技能の両方に含まれるので，AMPS の技能項目は全部で 35 項目です。

　運動技能が高いということは，自由に安全に動いたり，物を動かしたりできるということなので，作業を行う際の身体的努力が少なくてすむといえます。一方，運動技能が低いということは，自分が移動したり，課題に必要な物を動かしたり，扱ったりするときに，たいへんな努力をしなければならず，時間がかかったり，他人の助けが必要になるかもしれないということです。自助具を使ったり，環境整備したりすることで，こうした身体的困難が軽減し，運動技能が向上することが予測されます。

　プロセス技能が高いということは，時間と空間を効率よく使うことができるということです[★6]。問題が生じても速やかに効果的に対応できるので，安全です。一方，プロセス技能が低いということは，物をばらばらに置いたり，行ったり来たりして，時間がかかり，まとまりがつきにくいということです。問題に気づかなかったり，うまく対応できないので，危険が生じたりすることもあり，他人の助けが必要となるでしょう。課題の手順を整理したり，行う場所や使

★6：身体機能障害があると，運動技能だけでなく，プロセス技能も低くなります。筋力低下のために時間がかかったり，途中で休憩したりするからです。

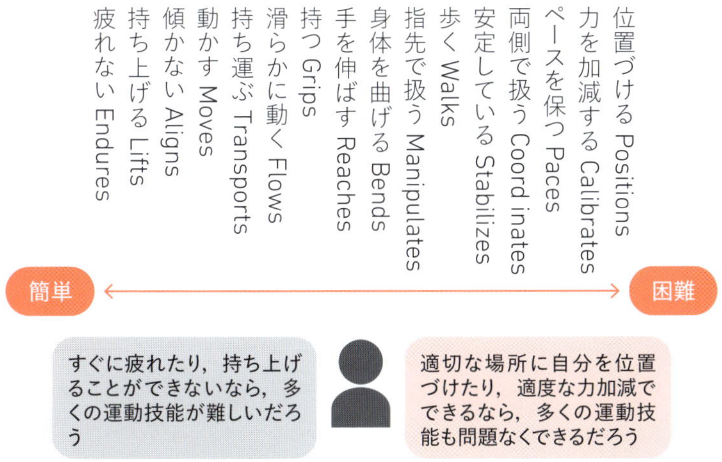

簡単 ← → 困難

位置づける Positions
力を加減する Calibrates
ペースを保つ Paces
両側で扱う Coordinates
安定している Stabilizes
歩く Walks
指先で扱う Manipulates
身体を曲げる Bends
手を伸ばす Reaches
持つ Grips
滑らかに動く Flows
持ち運ぶ Transports
動かす Moves
傾かない Aligns
持ち上げる Lifts
疲れない Endures

すぐに疲れたり，持ち上げることができないなら，多くの運動技能が難しいだろう

適切な場所に自分を位置づけたり，適度な力加減でできるなら，多くの運動技能も問題なくできるだろう

図 2-4　運動技能の難易度
簡単な技能とは多くの人が多くの課題で問題なくできる技能，困難な技能とは多くの人が多くの課題で失敗する技能[★7]。

★7：さまざまな疾患や障害のある人，心身機能障害がない人，さまざまな年齢の人のデータから，技能の難易度が算出されています。

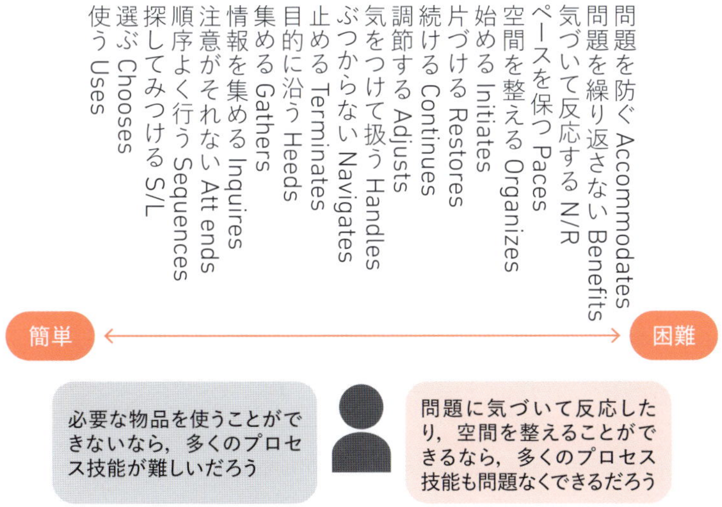

簡単 ← → 困難

問題を防ぐ Accommodates
問題を繰り返さない Benefits
気づいて反応する N/R
ペースを保つ Paces
空間を整える Organizes
始める Initiates
続ける Continues
片づける Restores
調節する Adjusts
気をつけて扱う Handles
止める Terminates
ぶつからない Navigates
目的に沿う Heeds
集める Gathers
情報を集める Inquires
注意がそれない Attends
順序よく行う Sequences
探してみつける S/L
選ぶ Chooses
使う Uses

必要な物品を使うことができないなら，多くのプロセス技能が難しいだろう

問題に気づいて反応したり，空間を整えることができるなら，多くのプロセス技能も問題なくできるだろう

図 2-5　プロセス技能の難易度
簡単な技能とは多くの人が多くの課題で問題なくできる技能，困難な技能とは多くの人が多くの課題で失敗する技能。

う物を限定することによって，効率性や安全性が改善され，プロセス技能が向上することが予測されます。

2　遂行技能項目

　AMPS 開発者のフィッシャーはさまざまな文献と自らの作業療法士としての経験から，どんな作業遂行でも観察することのできる技

★8：遂行技能項目を使って作業遂行を観察することを遂行分析といいます。遂行技能項目は，遂行分析の結果を記録したり，共有したりするときに役立つ観察ポイントなのです。

能を項目としました。遂行技能は，人の状態が変わっても変化しますし，環境が変わっても変化します。作業で使う材料や手順が変わっても変化します。人と環境と作業との兼ね合いで，高い遂行技能がみられたり，低い遂行技能がみられたりするのです[★8]。そして遂行技能は，練習し，熟練することによって上達するのです。AMPS技能項目を1つずつ説明します[2)]。

安定している（スタビライズ，Stabilizes）

作業をしている最中や，ある場所から別の場所へ移動するときに，途中で倒れたり，よろめいたりしないで，しっかり身体が安定している技能です。

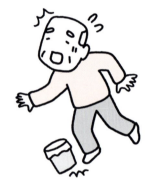

重い鍋を持ち上げた瞬間にバランスを崩したり，お湯が沸騰したことに驚いて転びそうになったり，ごみ箱につまずいたりすることを，安定している技能が「低い」と表現します。机に手をつきながら歩いたり，冷蔵庫の取っ手にもたれながら扉を開けるときも，身体を安定させることが難しい様子が観察できるので，安定している技能に問題があるといえます。

寝起きにつまずいて転んだり，雪道で滑ったりするのは，安定している技能が低いことになります。寝起きにつまずくのは，しっかり立とうという意思がなかったせいかもしれませんし，足を下ろした場所に物が置いてあったせいかもしれません。どちらにしても，トイレに行こうと立ち上がったときにつまずいたことには変わりがありません。そのつまずいた様子をみて，安定している技能を判断するのです。

★9：作業遂行の観察から心身機能障害を予測するような観察評価に慣れている人が，遂行技能項目を使った遂行分析を行うときには，視点の転換が必要です。

雪道で滑ったのは，前夜の冷え込みで雪が凍ったせいかもしれませんし，雪道に慣れていないせいかもしれませんし，滑りやすい底の靴を履いていたせいかもしれませんが，雪道で滑ったということを観察したならば，安定している技能に問題があるのです[★9]。

傾かない（アラインズ，Aligns）

★10：寄りかかったり，頬杖をついたりしても，うまく遂行できるかもしれませんが，問題が起こったときの対応が遅れたり，遂行の流れが乱れたりする可能性が高まります。自分で試してみましょう。

地面や作業面に対して身体が垂直であれば，順調に作業を行うことができますが，前後や横に身体が傾いていると，時間がかかったり，危険だったりします。身体の軸を垂直に保っておくことができるかどうかが，傾かない技能です[★10]。

腰が曲がっていると，前かがみで作業をすることになりますし，身

体のサイズに合わない机の上で作業を行う場合にも前かがみになったり，のけぞったりして行うことになります。腕や肘を机につけたまま作業を行っていたら，身体を垂直に保つことができない様子を観察しているので，傾かない技能に問題があるといえます。

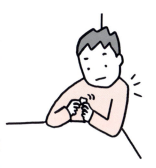

　傾かない技能は**持続的な傾きがあるか**どうかをみるものなので，一瞬バランスを崩すという安定している技能とは異なる技能です。意識して能動的に身体を傾けている場合には，傾かない技能に問題があるとはいいません。作業中持続的に何かに寄りかかっていなければ，作業を続けられないような場合が，傾かない技能の問題に含まれます。

位置づける（ポジションズ，Positions）

　うまく作業を進めていくためには，物に対して自分の身体や姿勢を適切な位置にしておかなければなりません。洗面台から離れすぎた場所で車椅子のブレーキをかけて立ち上がると，手を伸ばしても洗面台や棚に置いてある物に届かないことがあります。棚に近づきすぎると，棚の扉を開けるときに身体にぶつかってしまいます★11。このように，**物と自分の身体の位置を適切にとることができるか**が，位置づける技能です。

★11：物と自分の位置が適切だと遂行しやすくなります。初心者に「肩の力を抜いて」と指導することがあります。肩に力が入っているとき，肘が上がっています（elbow up）。手にとろうとしたとき，物が置いてある位置が遠すぎる（long reach）ときにも遂行が遅れたり失敗しやすくなったりします。

　腕の位置についても位置づける技能に含まれます。ポットからコップに水を注ぐときに，肘の位置が高くなったり，肘が身体の中央に入りすぎたりした場合にも位置づける技能に問題があるといえます。子どもは飲み物を飲んだり，歯を磨いたりする際には，肘が上がっているものです。脇から腕を離して何かを行うと，なんとなく幼稚な振る舞いにみえます。このような腕の位置は作業の進行を遅らせたり，効率を下げたりすることにつながります。

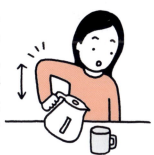

手を伸ばす（リーチズ，Reaches）

　課題に**必要な物に手を伸ばすことがうまくできるか**どうかが，手を伸ばす技能です。

　物をとったり，ドアを開けたりするときに，目的物に手を伸ばす必要があります。冷蔵庫の奥のキャベツをとるときに，冷蔵庫への自分の位置づけはよかったのに，うまくキャベツまで手を伸ばすことができない場合には，手を伸ばす技能の問題が観察されます。

　関節可動域に制限がある場合にも，筋力が低下している場合にも，

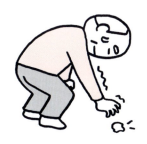

過度な肥満の場合にも手を伸ばす技能の問題が観察されます。

身体を曲げる（ベンズ，Bends）

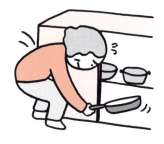

座ったり，立ち上がったり，振り返ったりするときに，身体をかがめたり，捻ったりする必要があります。台所の下の棚からフライパンを取り出すとき，==身体をスムーズに曲げて行っているか==どうかが，身体を曲げる技能です。

座ろうとして向きを変えるとき身体が固くて可動性が低い場合も，奥の棚から物を取り出すためにかがむのがたいへんな場合も，身体を曲げる技能の問題を観察することができます。身体を曲げずに，足を踏み出して身体の位置を変えるような場面を観察したら，身体を曲げる技能の問題があるといえます。

床の物をとったり，下の棚から物を出したりする場合には，身体を曲げる技能と手を伸ばす技能が同時に観察されます。

持つ（グリップス，Grips）

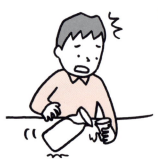

作業をしっかり行い続けるためには，==物をしっかり把持し続ける==ことが必要です。ジュースを注ぐときに，途中でビンが指から滑ったり，途中で落としてしまったり，コップを取り損ねることがないかどうかが，持つ技能です。

持つことは手で持つことだけをみるのではありません。箸でつまんだおかずを口に運ぶ途中で落としたり，顎の下にはさんだ洗濯物が顎から滑り落ちたりしたときにも，持つ技能に問題があるといえます[★12]。

★12：つかみ損ねたり，脇や顎の下にはさんだ物が落ちたり，字を書いているときに机の上で紙が動いたりすることグリップスリップ（grip slip）といいます。

手指の機能が使えなくても，自助具を使って物をしっかり把持できていれば持つ技能は高いといえますが，途中で物を落としたり，拾い損ねたりするのは，持つ技能が低いといえます。

指先で扱う（マニピュレーツ，Manipulates）

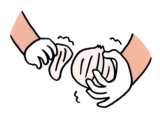

ビンの蓋を開けたり，スプーンや箸を持ち替えたりするときには，手の中で物を動かす必要があります。タマネギの皮を手でむいたり，包丁を使ってニンジンの皮をむいたりする場合に，==うまく手の中で操作できているか==どうかが，指先で扱う技能です。

ボタンを留めたり，皿を洗うためにスポンジを持ち替えたり，コー

ヒーフィルターを1枚だけ取り出したりするときに，物を手の中で動かすことが観察できます。

手で物を扱うときに，不器用，おぼつかない，拙劣といった様子が観察されたら，指先で扱う技能に問題があるといえます。

両側で扱う（コーディネーツ，Coordinates）

右手と左手，顎と手，脇と手など身体の2か所を使って物を扱うことができるかどうかが両側で扱う技能です。

ハンガーにシャツをかけるとき，調味料を入れながら箸で混ぜるとき，コーヒー缶を開けるときに時間がかかったり，うまくできない場合には，両側で扱う技能に問題があるといえます。

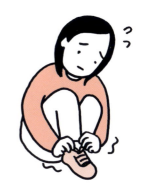

靴の紐を結ぶという場面で，紐を持った手から紐が落ちたら持つ技能にも問題がありますし，うまく結べないのは指先で扱う技能も問題だということもあります。

同じ場面の観察で，持つ技能，指先で扱う技能，両側で扱う技能すべての問題が観察できることもあれば，このなかの1つ，あるいは2つが問題だと観察できることもあります。

動かす（ムーブズ，Moves）

引き出しを開けたり，扉を開いたり，カウンターの上の鍋を滑らせたりといったように，平面に沿って物を動かすことが問題なくできるかどうかが，動かす技能です。

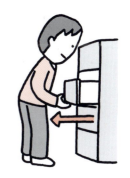

車椅子で床面を走行することや，靴下を肌に沿って引き上げることも，動かす技能に含まれます。アイロン台の上に服を広げる，アイロン台の面に沿ってアイロンを動かしていくときにみられるのも，動かす技能です。

持ち上げる（リフツ，Lifts）

問題なく物を持ち上げることができるかどうかが持ち上げる技能です。

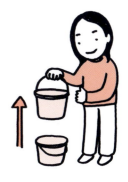

水の入ったやかんを持ち上げたり，掃除機を持ち上げたりするときに，努力が増大したり，時間がかかる状態を観察したら，持ち上げる技能に問題があるといいます。

持ち上げる代わりに水平面に沿って滑らせる様子をみたり，両手

を使って苦労して持ち上げるのを観察したときにも，持ち上げる技能の問題を観察したことになります。

歩く（ウォークス，Walks）

ある場所から別の場所へ問題なく移動できるかどうかが歩く技能です。

歩くときに揺れたり，ぎこちなかったりするのは，歩く技能に問題があるということになります。手すりや家具につかまりながら歩く場合や，杖，歩行器，車椅子といった歩行を補助する物を必要とする場合も歩く技能の問題を観察したことになります。脚に密着した装具を使って，楽に効率よく安全に歩行している場合には歩く技能が高いといえます[★13]。

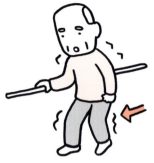

★13：遂行技能は物と行為のセットとして観察されるので，身体に装具や義肢を装着しているだけでは観察すべき行為は存在しません。

持ち運ぶ（トランスポーツ，Transports）

ある場所から別の場所へ安定して物を運ぶことができるかどうかが，持ち運ぶ技能です。

冷蔵庫や戸棚からカウンターやテーブルに運ぶときに，1つずつ運んだり，台の上を滑らせて運んだ場合には，持ち運ぶ技能が低いことになります。運ぶために多大な努力が必要だったり，途中で落としそうになったりした場合にも，持ち運ぶ技能の問題があるといえます。

持ち上げる技能は移動せずに持ち上げるときに観察でき，持ち運ぶ技能はある場所から別の場所に自分が動いて物を運ぶときに観察できます。

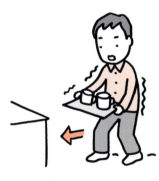

力を加減する（キャリブレーツ，Calibrates）

物や目的に合わせて力の強さを適切に加減できるかどうかが，力を加減する技能です。

紙コップや生卵は強い力で持つとつぶれてしまいます。水がいっぱいに入った鍋をコンロにかけるときもそっと置かないと中の水がこぼれてしまいます。草とりは，ある程度の力を入れないと抜けませんが，力を入れすぎると途中で切れてしまって，後ろへひっくり返ったりしてしまいます。また，冷蔵庫のドアはたいてい重いので，力が弱いと完全に閉まりません。力いっぱい押すとバンっと大きな

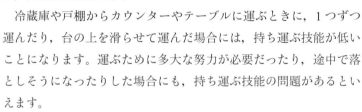

音を立てて閉じます。このように，物の性質や作業内容に見合った力の加減ができないときに，力を加減する技能に問題があるといいます。

　物を置くときに，力が強すぎる場合にも大きな音がしますが，そっと置くための力を入れることができなかった場合も，大きな音がします。ジュースを注ぐときにも，勢い余ってジュースがこぼれることもあれば，力が足りずにコップの手前でジュースがこぼれてしまう場合もあります[★14]。

　適度な力で物を扱うことができない場合には，力や勢いが強すぎても，弱すぎても力を加減する技能が低いことになります。

> ★14：乱暴，不注意，粗忽などと解釈される遂行は，力を加減する技能の問題を示しているだけかもしれません。遂行技能を使って観察することで，自分の偏見や誤った解釈に気づくことがあります。

滑らかに動く（フローズ，Flows）

　物を扱うときに腕や手の動きが円滑であるかどうかが，滑らかに動く技能です。

　震えたり，こわばったりせずに滑らかな上肢の動きができれば滑らかに動く技能には問題がありません。不随意運動や麻痺があると持った物が揺れ，適度な位置に物を保つことができないので，滑らかに動く技能の問題が観察されます。

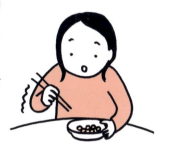

疲れない（エンデュアーズ，Endures）

　疲れず課題を行うことができるかどうかが，疲れない技能です。

　明らかな身体的疲労をみせずに最後まで作業を完了させることができれば，疲れない技能に問題はありません。作業遂行中に息切れやため息のような明らかな身体的疲労が観察されたり，途中で座って休まなければならなかったならば，疲れない技能に問題があるといえます。

　表情や息遣い，疲れたことを表す言葉，徐々に遂行がゆっくりになるなどが観察された場合には，疲れない技能の問題がありそうです。

　「もうくたくたですよ」などと笑顔で明るく言っている場合には，疲れない技能には問題がないかもしれません。

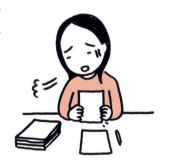

ペースを保つ（ペーシズ，Paces）

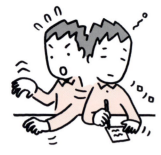

速すぎたり，遅すぎたりせずに課題を行うことができるかどうかが，ペースを保つ技能です。適度な速度で，作業を行っていくことがペースを保つ技能なので，速すぎたり，遅すぎたり，ペースにムラがあれば，ペースを保つ技能に問題があるといえます。六畳間に掃除機をかける場合に 30 分もかかるならば，いくら丁寧に掃除をしたとしても，私たちの文化では遅すぎます。ペースを保つ技能は運動技能とプロセス技能の両方に含まれる技能です。

注意がそれない（アテンズ，Attends）

課題以外のことに注意がそれることなく行うかどうかが，注意がそれない技能です。

課題に関係のないテレビの音や外を走る車の音が聞こえたときに，その音にとらわれて作業遂行を中断したり，作業遂行のやりかたがおろそかになったりしたら，注意がそれない技能に問題があるといえます。掃除中に見つけた昔のアルバムを見入ってしまうというのは注意がそれない技能の問題です。

注意がそれない技能の問題は，課題以外の環境からの刺激に対して反応してしまうことなので，鼻歌を歌いながら作業を行うのは，この技能の問題ではありません。[★15] 外からの刺激が何もないのに，大声をあげたり，急に作業遂行が中断してしまうのも，注意がそれない技能の問題ではありません。

★15：注意欠損（Attention Disorder）と診断されていても注意がそれない技能に問題があるわけではありません。クライエントの馴染みのある作業遂行の最中に注意がそれるかどうかを観察します。

目的に沿う（ヒーズ，Heeds）

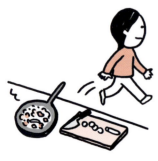

課題の完了までやり遂げるかどうかが，目的に沿う技能です。

アイロンをかけるというのは衣類のシワがなくなるようにすることで完了となります。料理を作るということは食べられる状態にするということです。

コーヒーを沸かしたまま，カップに注がないのは，コーヒーを入れるという作業を完了したことにならないので，目的に沿う技能に問題があるといえます。袖にアイロンをかけ忘れると，シャツ全体にアイロンがかからないことになります。サラダにキュウリを入れるはずだったのに，キュウリを入れなかったり，キュウリの替わりにトマトを入れたならば，最初に決めたサラダとは幾分違ったサラ

ダになります。どちらも目的に沿う技能の問題となります。

選ぶ（チュージズ，Chooses）

必要な材料や道具を適切に選ぶかどうかが，選ぶ技能です。

野菜を切るときには，包丁があるのに食事用のナイフを選ぶのは選ぶ技能に問題があるといえます。

調理した物を盛り付けるための器を選ぶときにも，適切な形状や大きさの物を選ぶ必要があります。料理で材料を混ぜるときに日本では箸を使いますが，西洋ではへらや泡だて器を使うというように，文化によって使う道具が異なります。クライエントの文化を知らないと適切に道具を選んでいるかどうかの判断ができないので，選ぶ技能を評価することもできません。

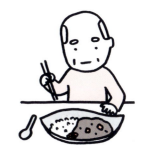

カレーライスを食べるときに，スプーンを使う人もいれば，フォークを使う人もいます。フォークは少しおかしいと感じる人がいるかもしれませんが，明らかにおかしくはないと思います。しかし，箸でカレーライスを食べたら，大勢の人がおかしいと感じるでしょう。あるいは爪楊枝でカレーライスを食べようとしたら，食べることができません。

使う（ユージズ，Uses）

使う物の本来の目的に沿った使いかたをするかどうかが，使う技能です。

野菜を切るときに，バターナイフを使った場合には，使う技能に問題があるといえます。バターナイフはバターを塗るための道具なので，野菜を切ったり，ビンの蓋開けに使うものではありません。

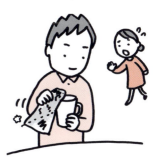

形状が似ているといっても，雑巾を布巾として使うことは，衛生的に受け入れられない問題です。適切かどうか受け入れられるかどうかの判断は文化によっても違ってきます。パンにジャムを塗るときに，バターナイフを使わずにスプーンを使うのは，欧米ではとてもおかしなことだそうですが，日本ではあまり気になりません[★16]。

紙を貼り合わせたいけれど糊がないときに，ご飯粒をつぶして糊の代わりに使うことは，昔の日本では行われたことであっても，現代では，そこに糊があるにもかかわらず，ご飯粒をつぶしていたら，不適切にみえます。また，貼り合わせたい物が紙ではなくプラスチックであれば，糊を使っても貼り合わせることはできないので，プラ

> ★16：欧米人が多い会合で，小ぶりのチーズケーキが並んでいました。私と日本人の友人は小さなスプーンを選びました。ところが他の人たちは大きなフォークで食べていたのです。小さなフォークはありませんでした。

スティック用の接着剤を選ぶ必要があります。このような場合は、使う技能に問題があるということになります。

気をつけて扱う（ハンドルズ，Handles）

電化製品や重い物などを安定した状態で使えるように気をつけて支えるかどうかが、気をつけて扱う技能です[★17]。

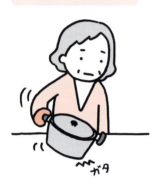

★17：気をつけて扱う技能は、運動技能のように感じますが、プロセス技能に含まれます。どこをどのように支えたらうまく扱うことができるかがわかって遂行する技能だからです。

両手鍋を片手だけで持つと鍋が傾いてしまいます。鍋を支えずに玉じゃくしでかき混ぜると、鍋がコンロの上で動いてしまいます。

コーヒーメーカーにフィルターをセットするときにも、コーヒーメーカーを支えなければ、コーヒーメーカーが動いて、うまくフィルターをセットできません。手を使わなくても、体幹を使ったり、カウンターの端などを利用して支えることができます。

支えるのが遅れてうまくできない場合や、物が傾くのは気をつけて扱う技能の問題です。

情報を集める（インクワイアーズ，Inquires）

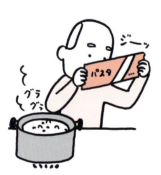

必要な情報を適切に収集するかどうかが、情報を集める技能です。

スパゲッティを茹でるときに、何分茹でるかの説明書きを読んだり、自分がわからないことを傍にいる人に尋ねたりするかどうかを観察します。不必要にいつまでも説明書きを読み続けたり、同じことを何度も尋ねたりしたら、情報を集める技能にかなり問題があるといえます。

知っていることを尋ねないのは、情報を集める技能に問題がないことを示します。

始める（イニシエーツ，Initiates）

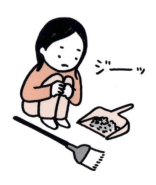

ためらいなく次の工程や行為を始めるかどうかが、始める技能です。

焼けたパンを持ってきた後、なかなかバターを塗り始めない、ちりとりにごみを集めた後、なかなか捨てに行かないという場面を観察したら、始める技能に問題があるといえます。

「できるかなあ。できないかもしれないなあ」などと言いながら課題をする人がいますが、すでに遂行し始めていたら始める技能は示されているのです。歌を歌ったり、何かを話し始めて、なかなか課

表 2-2 課題，工程，行為

課題	工程	行為
ジャムサンドイッチを作る	ジャムをとる	ジャムを選ぶ ジャムに手を伸ばす ジャムを持つ ジャムを運ぶ
	ジャムを塗る	ふたを回す ナイフでジャムをすくう パンにジャムを塗っていく
	パンをのせる	パンに手を伸ばす パンを持つ

なかなかジャムをとりに行かなかったり，ジャムに手を伸ばすのにためらいがあるのは，始める技能の問題となる。
パンにジャムを塗り始めてから，止まって，再び塗り始めるのは，続ける技能の問題となる。
ジャムを塗る前にパンをのせてしまうのは，順序よく行う技能の問題となる。
ジャムを少ししか塗らないのは，止める技能の問題となる。

題の工程や行為（表 2-2）[★18]を始めないのは始める技能の問題です。

★18：始める，続ける，順序よく行う，止めるという4技能は，時間適応(temporal adaptation)とよばれます。この技能を理解するために，表 2-2 の課題，工程，行為という枠組みが役立ちます。

続ける（コンティニューズ，Continues）

課題を途中で中断することなく続けるかどうかが，続ける技能です。

牛乳を出そうと冷蔵庫の戸を少し開け，しばらくしてから十分に開けた場合や，服を着ている途中で止まり，少ししてから再び服を着るのは，続ける技能に問題があるといえます。

行為や工程（表 2-2）の途中で止まるのは，続ける技能の問題です。野菜を洗い，野菜を切り，再び野菜を洗うのも続ける技能の問題です。行為や工程の途中で別の行為や工程を行って，再びもとの行為や工程に戻る場合です。しかし，野菜を切り，お湯が沸騰したのでコンロの火を止め，再び野菜を切るのは，うまく作業を進めるために野菜を切るのを中断したということになりますから，続ける技能の問題ではありません。

続ける技能にも文化の違いが現れることがありました。欧米人の評価者は，日本人が料理をするときに，途中で箸などを洗うために何度も中断するのを観察して，続ける技能の問題だととらえたという報告があります[6]。日本人の評価者は違和感がなかったそうです。料理の途中でよく物を洗うのは，日本人の特徴なのかもしれません[★19]。

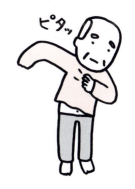

★19：遂行技能に問題があるか，どのくらい重大な問題なのかという判断は，そのときの社会や文化の規範に照らして行われます。自分や周囲の人がよく行う行為だから問題はないという判断ではありません。

順序よく行う（シークエンシズ，Sequences）

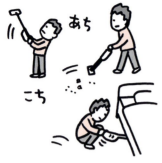

適切な順序で行うかどうかが，順序よく行う技能です。

工程の順序が論理的かどうかを観察します。米を洗ってから量を計る，野菜を洗う前に切る，というのは正しい順序とはいえませんから，順序よく行う技能の問題となります。掃除機をかけたり，アイロンをかけたりするときに，あっちこっちばらばらな順序で行う場合にも順序よく行う技能に問題があるといいます。

作業の順序は文化によって違いがあります。スウェーデンでは，カップにコーヒーを注ぎ，再びポットにコーヒーを戻し，またカップにコーヒーを注ぐそうです。これは，完了している工程を繰り返すので，順序よく行う技能の問題にみえますが，スウェーデンでは普通のコーヒーの入れかたなのです。洗濯機から衣類を出すときに，衣類を広げてから干し場に運ぶ人もいますが，干し場に運んだ後の干すときに衣類を広げる人もいるので，私たちの文化では，どちらの順序でも，おかしくはないということになります。しかし，急須に湯を入れてから茶葉を入れるのは，おかしな順序でしょう。

止める（ターミネーツ，Terminates）

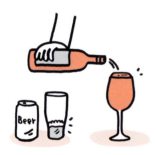

丁度よいところで終了するかどうかが，止める技能です。

早く止めすぎたり，いつまでも止めずにいたりすると，止める技能に問題があることになります。鍋の縁いっぱいになるまで水を入れたり，麺を茹でるには不十分な量しか水を入れなかったりする場合には，止める技能に問題があるといえます。

ビールはコップの縁まで注ぎますが，ワインはグラスの中ほどまでしか注がない，というように，物の性質や文化によって適切さの基準は異なります。

探して見つける（サーチズ／ロケーツ，Searches/Locates）

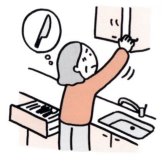

必要な物を見つけ出すかどうかが，探して見つける技能です。

包丁のしまってある場所がわからずに，引き出しや戸棚をやたらに開けて探しても見つからないことは，探して見つける技能の問題です。

引っ越したばかりのとき，大切な物だからと特別な場所に置いたときなどに，探して見つける技能の問題がよく観察されます。

いつも置く場所を決めたり，引き出しに名札をつけたり，物を減らして整理したりすることで探して見つける技能の問題がみられなくなります。

集める（ギャザーズ，Gathers）

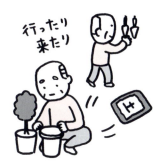

作業を行う場所に，必要な物を集めてくるかどうかが，集める技能です。

植木を植え替えるときに，植物や土やシャベルがそれぞれ別々の場所に置いてあり，行ったり来たりしながら作業を行う場合には，集める技能に問題があるといえます。

また，あちこちに飛び散った土を集めたり，こぼした水を拭きとったりするときに集める技能を評価できます。

空間を整える（オーガナイジズ，Organizes）

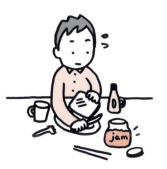

作業しやすいように作業場が整理されているかどうかが，空間を整える技能です。

ジャムのビンや皿やコップがごちゃごちゃとテーブルの上にあるまま，パンにジャムを塗ろうとしている場合には，空間を整える技能に問題があるといえます。

アイロンをかけやすいようにシャツを広げなかったり，靴下のかかと部分を足のかかとに合わせることが難しい場合も，空間を整える技能の問題です。空間的に物を整えることが空間を整える技能です。

片づける（レストアーズ，Restores）

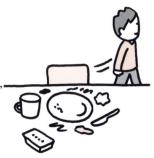

使い終わった物を片づけるかどうかが，片づける技能です。

使った道具や材料をもとの場所に戻したり，汚れたテーブルを拭いたり，ごみをゴミ箱に捨てたりするかどうかを観察します。トーストにバターを塗り終わった後，バターを冷蔵庫に戻さなかったり，テーブルの汚れを拭かなかったりしたら，片づける技能に問題があるといえます。

バターを冷蔵庫に戻したとしても，冷蔵庫の別の棚に戻したならば片づける技能の問題です。

ぶつからない（ナビゲーツ，Navigates）

物に手を伸ばしたり，移動したりするときに，持っている物をぶつけたり身体が物にぶつかったりしないかどうかが，ぶつからない技能です。

シンクの奥に置いてある洗剤をとるときに，蛇口に手をぶつけたり，掃除をするときに掃除機を机や壁にぶつけるのは，ぶつからない技能に問題があるといえます。

物が多すぎても，場所が狭すぎても，置く場所が近づきすぎても，ぶつからない技能の問題が観察されます。冷蔵庫に近づいていき戸にぶつかるのはぶつからない技能の問題ですが，冷蔵庫の近くにいて戸を開けたときに，戸が身体にぶつかるのは，位置づける技能の問題です。自分の身体が動いていってぶつかるのがぶつからない技能，自分の位置が悪く物を動かした結果ぶつかるのは位置づける技能です[20]。

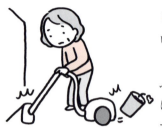

★20：ぶつからないためには，障害物を避けるように自分の動きの軌道を修正し続ける必要があります。

気づいて反応する（ノーティス／レスポンズ，Notices/Responds）

環境からの視覚的，聴覚的な手がかりに適切に気づいて反応する技能です。このままいけば何か問題が起こるといったような，環境からの手がかりに反応できるかどうかを観察します。

お湯が沸いたことに気づいてコンロの火を止めたり，水が十分に入ったことに気づいて蛇口を閉めたりするかどうかが，気づいて反応する技能です。

ほうきを倒れないような場所に立てかけたり，卵を転がらない場所に置いたりしたら，気づいて反応する技能が高いといえます。トーストや卵焼きが焦げたり，コップからジュースがあふれたりすれば，気づいて反応する技能に問題があるといえます。

煮えたぎっていることに気づかず火を止めなければ，火事になるかもしれないし，あふれたことに気づかなければ，部屋が汚れてしまいます。食器が落ちて割れたら危険です。

このように問題が発生する前に気づいて対処するのが気づいて反応する技能です[21]。

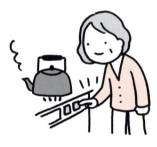

★21：気づいて反応する，調節する，問題を防ぐ，問題を繰り返さないという4技能は，適応（adaptation）と呼ばれます。

調節する（アジャスツ，Adjusts）

蛇口を操作して水の量を調節したり，卵が焦げないようにコンロ

の火加減を調節したりして，問題が起こらないように調節するかどうかが，調節する技能です。電気製品のスイッチ操作，車椅子のブレーキ操作についても調節する技能に含まれます。汚れてしまった床を拭くために，別の部屋にある雑巾をとりにいくかどうかも調節する技能で評価できます。

スイッチやブレーキの操作に手間どっていることを観察したら，調節する技能に問題があるといえます。

調節する技能は環境内にある物を調節したり，自分が移動して環境をうまく使って問題を解決したりする技能です。水があふれる前に蛇口を止めるという調節する技能が示されているときには，水の量に気づき反応するという気づいて反応する技能も同時に示されていることになります。

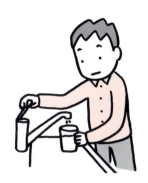

問題が起きるのを防ぐ（アコモデーツ，Accommodates）

問題が起こらないように自分のやりかたを変えるかどうかが，問題を防ぐ技能です。

水がたっぷり入った容器から別の容器に水を注ぐときに，水がこぼれないように最初はゆっくり傾けたり，重すぎる物を運ぼうとして落としてしまう前に，他者に援助を求めたりするところを観察したら，問題を防ぐ技能の高さが示されたことになります。

さまざまな運動技能やプロセス技能の問題を観察したということは，問題が起こらないようなやりかたができなかった結果ということになるので，問題を防ぐ技能にも問題があるといえます。

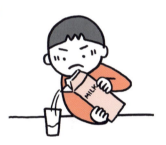

問題を繰り返さない（ベネフィッツ，Benefits）

同じ問題が何度も起こったり，1つの問題が続くことがないかどうかが，問題を繰り返さない技能です。

最初のカップにはコーヒーを注ぎすぎたとしても，2つ目のカップには丁度よい程度に注いだならば，問題を繰り返さない技能は高いといえます。しかし，2つとも同じように問題がある注ぎかたをしたら問題を繰り返さない技能の問題となります。

作業遂行中，ずっと同じ問題が続いた場合にも，問題を繰り返さない技能に問題があるといえます。

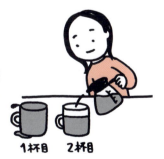

3 遂行分析

遂行技能の項目を使って作業遂行を観察することを，遂行分析[★22]といいます[3]。作業遂行は，人と環境と作業が合流した結果として表れるものです。人も環境も作業も，社会・文化の影響を受けています。作業遂行が上手に行えるということは，周囲の人々に受け入れられるやりかたで，文化的に正しいと認められるやりかたで行えるということです[1,3]（図2-6）。

アメリカに住む日本人にAMPSが使えるかどうかを研究した論文があります[6]。日本人は，ツナサンドイッチを作る最中に，使った容器や道具を洗うための中断をしました。日本人の評価者は気になりませんでしたが，ほかの文化の評価者は中断の多さを問題ととらえました。同一文化において適切だと考えられる遂行が，他文化においては奇妙[★23]に感じることもあります。

> ★22：遂行分析（performance analysis）という用語は作業療法の教科書[3]や文書[7]で使われています。

> ★23：ジャムを塗るときにスプーンを使っても，日本では特におかしいとは感じませんが，西洋では通常バターナイフを使うので，奇妙に感じるようです。

1　遂行分析と活動分析の違い

遂行分析と活動分析は違います[8]（表2-3）。作業療法では，活動を工程に分けたり，活動を行うために必要な心身機能や環境を考えたりすることは，古くから行われていました。これは活動分析です。

料理は，準備，調理，盛り付けという工程で行われます。料理を行うためには，材料を取り出したり，食材を扱ったりする上肢機能が必要です。コンロやシンクがある台所が必要です。サラダを作るならコンロは不要ですが，シンクは必要です。洗う必要のないカット野菜を使えばシンクも不要です。ドレッシングをかけるなら，冷蔵庫までとりにいくための移動能力が必要になります。

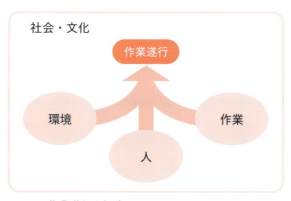

図2-6　作業遂行を観察するということ

表 2-3 遂行分析と活動分析の違い

	遂行分析	活動分析
焦点	クライエントの作業遂行中の目的指向的行為（物と行為のセット）	活動に関連する個人因子，心身機能，環境，治療的要素
観察	クライエントの作業遂行を観察する	観察しない
目的	クライエントの作業遂行の質（身体的努力量，効率性，安全性，自立性）を明らかにする	活動の治療的使用の可能性を明らかにする。必要な物品や環境調整，段階づけを知る

　作業療法士は，活動に必要な要素，クライエントの心身機能，介入目的を照らし合わせながら考えます。関節リウマチのクライエントなら，関節に負担のかからない食材や調理器具を使った料理を考えます。少ない力で行うことができる自助具を使うことも考えるでしょう。

　車椅子を使用しているクライエントなら，台所の広さや，コンロやシンクの高さを考えます。車椅子操作能力を高めたいなら，材料や食材をばらばらな場所に置いて，頻回に車椅子を操作する機会を作るかもしれません。

　料理は，簡単から複雑まで幅があるので，治療として幅広く使用できる可能性があります。活動分析は，治療手段として活動を利用するためのアイデアを提供します。

2　作業分析

　活動分析は，かつて作業分析と表現されることもありました。しかし現在は，作業が明確に定義されるようになったので，作業と活動を混同してはいけません[8]（**表 2-4**）。

　作業科学により作業が，「文化的個人的に意味を持つ活動の一群」と定義されてから，日本作業療法士協会も 2018 年に，作業療法の定義[★24]の注釈として「作業には，人々ができるようになりたいこと，できる必要があること，できることが期待されていることなど，個別的な目的や価値が含まれる」と記載しました[9]。作業には，それを行う人の個人的意味，個別的な目的や価値が含まれることは，今や世界的合意を得ているのです。

　遂行分析は作業分析に含まれます。遂行分析により遂行技能を測定することができ，何が効果的に遂行できるか，遂行できないかを

★ 24：作業療法の定義は，学問的発展と，実践を取り巻く状況変化に合わせて，改定され続けています。世界作業療法士連盟は，世界共通の専門職としての作業療法を正しく伝えるための声明書を多数出版しています。日本作業療法教育学会が日本語訳を公開しています（https://www.joted.com/）。

表 2-4　作業と活動の違い

	作業	活動
意味	個人的	一般的
焦点	使っている道具 行っている場所 その人のやりかた	必要そうな道具 行われそうな場所 通常の手順
分析	遂行技能の測定 効果的遂行と遂行障害の特定 個人的価値の理解 作業的存在としての理解	範囲の合意なし 変数が多く客観的測定不可 介入可能性を考える際の情報 段階づけの情報

★ 25：30 年以上前に誕生した作業科学の発展と，作業療法における作業重視の動きが加速しています[10]。作業を中心に見たり聞いたりしながら（作業レンズ），作業関連の用語を使いこなしましょう（作業リテラシー）。

特定できます。作業分析には，個人的意味を考えることも含まれます。その作業を行う人にとって，その作業はどのような価値があるのか，どのような作業をどのように行うことがその人の存在を表しているのかを明らかにしていくことも，作業分析に含まれます★ 25。

　作業は，特定の個人の特定の作業なので，具体的に考えたり，遂行を観察したりすることができます。一方，活動は活動名から想像できる特徴を考えます。日本人が料理をするときには，一般的には菜箸を使い，ご飯と味噌汁を作ることが多いというように考えます。しかし，日本人でも菜箸ではなくトングや泡立て器を使う人もいるし，パンとコーヒーを好む人もいます。クライエント中心の作業療法においては，活動分析だけでは甚だ不十分で，作業分析が不可欠です。

　事例を紹介しましょう。アイビさんは娘と二人暮らしで，娘は仕事に行くので日中は不在です。日中は車椅子でトイレに行くことができますが，夜は紙オムツを使っています。歯磨きと上着の着替えは自立して行えますが，ほかの日常生活活動は介助が必要です。20年前に交通事故で両大腿骨を骨折してから，身体障害者手帳 6 級を取得しています。要介護と要支援を行ったり来たりしながら，デイケアや訪問リハを利用した経験があります。1 年前から背中の痛みを訴え，歩行器を使った歩行から車椅子移動となり，現在は要介護3 となっています。

　アイビさんの着替えと歯磨きの様子を観察しました。遂行分析の結果は次のとおりです。部屋着を脱いでパジャマに着替えるとき，袖や身頃を脱ぐときや着るときに努力を要し（動かす），落ちたパジャマを拾うときに床に手が届かず（手を伸ばす，身体を曲げる），介助が必要でした。脱いだ服を置くときに投げました（運ぶ）。洗面所への移動には車椅子を使いました（歩く）。車椅子を洗面台に近づけるとき

に何回もやり直し（位置づける），足や車椅子が洗面台にぶつかりました（方向づける）。歯を磨く間ずっとシンクにもたれていました（傾く）。歯を磨いたりうがいをしたりする時間が短く（終了する），水が飛び散ったままでした（片づける）。必要な物品を正しく選び（選ぶ），行為を始め（始める），使う（使う）ことができました。

アイビさんにとっての着替えは，スーツやスポーツウェアを着ることではありません。部屋着とパジャマの着替えです。歯磨きは，ベッドから洗面所へ車椅子で移動して行います。アイビさんにとって，着替えも歯磨きも，行う必要のあることですが，人生や生活に意味をもたらすものではありません。身体に痛みがあるときは，援助を求めます。着替えと歯磨きを済ませた後は，新聞を読んだり，ペットの世話をしたりします。

4 トップダウンアプローチ

作業は階層として理解することができます。作業をトップとして，作業遂行を観察することで，真のトップダウンアプローチ[26]が実現します（図 2-7）。

> ★26：伝統的な心身機能評価から始めるアプローチは，ボトムアップアプローチといえます。

医療やリハビリテーションでは，長年にわたり，心身機能の評価から始めていました。そして，低下している心身機能の向上を目標に介入を行います。機能訓練をして心身機能が向上すれば，ADL もクライエントの作業もできるようになると信じていたのです。

キャサリン・トロンブリー（Catherine Trombly）は，心身機能向上など治療目標達成のための手段としての作業と，その作業そのものが目標となる目的としての作業を区別しました[11]。そして手段としての作業にも目的としての作業にも目的性と意味性[27]が重要であると指摘しました。

> ★27：目的性は purposefulness，意味性は meaningfulness で，手段としての作業は occupation as means，目的としての作業は occupation as end です。

機能訓練を続けていると，クライエントの作業に焦点を当てることが難しくなります。作業療法士が，どうすれば心身機能が回復するかに注目し続けると，クライエントの関心も作業から離れてしまいます。作業療法の場が消えてしまうのです。

遂行分析をすることで，評価も介入も記録も報告も作業で行うことができます。作業療法介入プロセスモデル（Occupational Therapy Intervention Process Model；OTIPM）では，クライエントの作業から焦点を外すことなく，クライエントと協働しながら作業療法を行う流れが示されています[12-14]。

日本作業療法士協会も 2018 年に，「作業療法は，人々の健康と幸

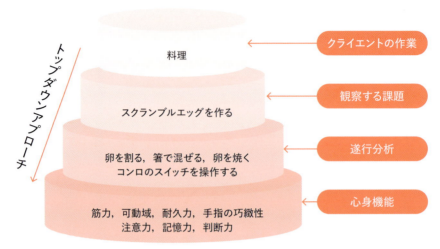

図 2-7 トップダウンアプローチ

福を促進するために，医療，保健，福祉，教育，職業などの領域で行われる，作業に焦点を当てた治療，指導，援助である」と明言しました[9]。作業に焦点を当て続ける介入こそが，名実ともに作業療法なのです★28。

クライエントの作業を知り，クライエントの作業遂行を観察し，遂行分析を行うことで，作業療法は，クライエント中心の真のトップダウンアプローチになります[13,14]★29。

1 介入モデル

フィッシャーは，作業療法の流れを示す OTIPM のなかで，クライエントの作業を中心とした実践を実現するための代償，習得，教育，回復という4つの介入モデルを提案しています[13,14]。

1) 代償モデル

クライエントの作業を可能にするために手っ取り早いのは，代償モデルによる介入です。クライエントの遂行技能が変わらなくても，環境を変えたり，作業のやりかたを変えたり，援助者を教育したりすることで，作業ができるようになります★30。

2) 習得モデル

遂行技能は，練習することで上手になるものです★31。心身機能障害は変わらなくても，その作業遂行に必要な技能は上達します。ジャ

★28：1991年にイリノイ大学シカゴ校で作業療法の評価法に関するシンポジウムが開催され，クライエント中心とトップダウンという方向性が示されました[15]。1993年の「American Journal of Occupational Therapy」の3月号と4月号は，クライエントの作業を評価することから始める作業療法の論文が多く掲載されています。COPM[16]とAMPS[17]も紹介されました。

★29：トップダウンアプローチのトップをADLとすると，クライエントにとっての意味が含まれません。クライエントの作業をトップとしても，次に心身機能の評価をしてしまえば従来と似たような実践になってしまいます。

★30：急性期には回復モデルを優先すべきだと考える人がいますが，代償モデルは常に有効です。心身機能が回復するまで作業をしないという理由はありません。ベッド周辺の環境調整は，作業エンゲージメントを可能にします。

★31：学習の基本は反復練習です。関節可動域を動かす練習をしても作業遂行は上達しません。上手になりたい作業を繰り返し遂行する必要があります。

ガイモをたくさんむけば，短い時間にきれいにジャガイモをむける
ようになりますが，手先が器用になったわけではありません。特定
の遂行技能を向上させるのが，習得モデルによる介入です。

3) 教育モデル

教育の要素はほかのすべてのモデルにも含まれますが，ここでは
集団を対象に行う研修や指導を教育モデルといいます。患者会で環
境調整の仕かたや自助具の使いかたを教えたり，介護者や家族のた
めの研修会でケアの仕かたを指導したりするのは，教育モデルによ
る介入です。

4) 回復モデル

作業療法は誕生当初から，治療目標を達成するための手段として
作業を使ってきました。治療目標が心身機能向上である場合，心身
機能が向上する作業を行うのが，回復モデルによる介入です。

伝統的に作業療法士は，クライエントの作業とは関係のない介入
を行ってきました。治療目標を達成するという作業療法士の目的は
あっても，クライエントにとっての目的や意味はないような活動が
行われてきました。身体機能回復のための体操や，認知機能改善の
ためのペーパーワークは，クライエントにとっての意味は薄いので，
本来の作業とはいえません[32]。

> ★32：ホットパックなどの物理療法，ROMエクササイズのような反復練習は，本来の作業療法とはいえません。毛糸を蕎麦に見立てて行う箸練習のような模擬作業も，クライエントの本当の作業とはいえません[13,14]。

2　クライエントの作業中心の介入

COPMでクライエントの作業がわかっても，遂行観察をせずに心
身機能を評価すれば，クライエントの作業に焦点を当て続けること
ができません[33]。

フィッシャーは，作業療法がクライエントの作業中心の介入に
なっているかどうかを吟味するための4つの視点[34]を提案してい
ます[14]（図2-8）。

> ★33：フィッシャーは，クライエントの作業を評価してから心身機能の評価へ移行することを，トップからボトムアップ（Top to bottom up）アプローチと呼んでいます[13,14]。

> ★34：4つの視点とは，クライエント中心（Client-centered），生態的関連性（Ecological relevant），作業基盤（Occupation-based），作業焦点（Occupation-focused）です[14]。

1) 協働

クライエント中心の作業療法では，作業療法士とクライエントが
パートナーになって一緒に相談しながら決めていきます。作業療法
士の計画にクライエントが従うことでもないし，作業療法士がクラ
イエントの言いなりになることでもありません。

作業療法のプロセス全体を通して，クライエントと作業療法士の

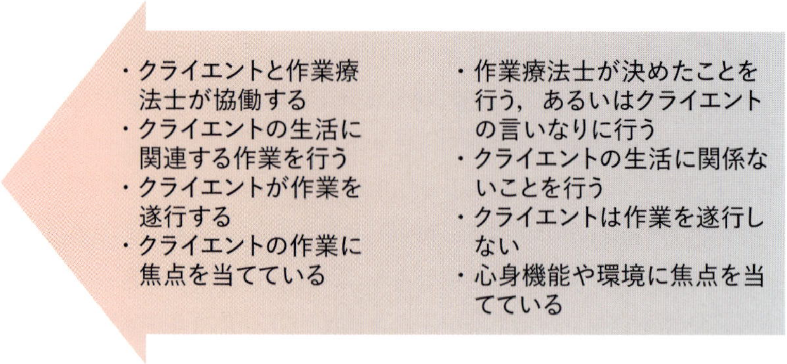

| ・クライエントと作業療法士が協働する
・クライエントの生活に関連する作業を行う
・クライエントが作業を遂行する
・クライエントの作業に焦点を当てている | ・作業療法士が決めたことを行う，あるいはクライエントの言いなりに行う
・クライエントの生活に関係ないことを行う
・クライエントは作業を遂行しない
・心身機能や環境に焦点を当てている |

図 2-8　クライエントの作業中心の実践

関係が形成されていきます。作業療法で何をするかを話し，実際に作業をやってみて，これからどうしていくかを一緒に考え，意思決定を行います。

2）　クライエントの生活との関連性

病院や通所施設は，クライエントの生活場面ではありません。クライエントの自宅を訪問して，クライエントが普段使っている道具を使って作業を行えば，クライエントの生活との関連が深い介入となります。病院や施設であっても，クライエントにとって馴染みのある道具や材料を使って，クライエントがしたいことやする必要のあることを行えば，クライエントの生活と関連する介入を行えます。

クライエントがしたいことであっても，バーチャルリアリティを使ったり，模擬的に行ったりすれば，クライエントの生活との関連性は薄れます。病院や施設にしかない道具を使って，クライエントにとって機能訓練の意味だけの介入は，クライエントの生活との関連性はないといえます。

3）　作業基盤

遂行分析は，クライエントが作業をするところを観察するので，作業基盤（occupation-based）の実践です。COPM は，クライエントは話すだけで実際に作業を行わないので，作業基盤ではありません。クライエントのために作業療法士が情報収集したり，自助具を作ったり，環境調整をしたり，関係者と連絡をとったりすることも，作業基盤の実践ではありません。

作業を実際にやってみてわかることはたくさんあります。クライエントは思ったよりうまくできたと思うかもしれないし，思ったよ

うにできないと思うかもしれません。作業療法士は，遂行分析ができるので，クライエントが効果的にできる技能とできない技能を明確にすることができます。同時に，効果的にできなくしている課題の要素や環境についても知ることができます。

4） 作業焦点

1990年代以降，COPMの普及に伴い，作業療法士たちはクライエントの作業に焦点（occupation-focused）を当てた実践を始めました。頭部外傷のクライエントは，COPMを使ったほうが，目標達成しやすく，地域参加が増えるという報告があります[18]。健康な高齢者は，作業に焦点を当てた会話をするだけでも，レジャー活動やADL能力に，効果が認められたという研究もあります[19]。

作業療法士が，クライエントの作業ができるように，情報収集したり，自助具を作ったり，環境調整をしたり，関係者と連絡をとったりすることは，作業焦点の実践[★35]といえます。

5 遂行分析とAMPS

AMPSは遂行分析の標準化された評価法ですが，技能項目を使って作業遂行を観察し，記録を書くことができます[3,14]。インフォーマルな遂行分析の様式も提案されています[★36]（付録）。

1 インフォーマルな遂行分析

技能項目を使えば，要領が悪い，緩慢，拙劣，無頓着など，漠然とした形容ではなく，詳細でわかりやすい表現ができます。

要領が悪いのは，物をとろうとして何度も失敗し（持つ），作業の途中で何度も中断をし（続ける），不必要に同じことを繰り返し（順序よく行う），よく物にぶつかり（ぶつからない）ということかもしれません。緩慢というのは，全体にペースが遅く（ペースを保つ），下の棚から物をとるのに手間どり（身体を曲げる，手を伸ばす），自分が移動したり，物を運ぶときに困難がある（歩く，持ち運ぶ）ということかもしれません。

拙劣というのは，手の中で物を扱うことが不器用で（指先で扱う），両手をうまくつかえず（両側で扱う），よくぶつかり（ぶつからない），物を何度も置き直し（空間を整える），何度も行ったり来たりする（集める）ということかもしれません。

★35：上肢機能回復を目的とした輪投げや積み木，ストレッチや体操が，作業焦点の実践か否かという議論があります。いずれ作業の可能性につながると信じて行うのではなく，仮説を検証したり，研究エビデンスを調べたりする必要があります。

★36：AMPS講習会は，Center for Innovative OT Solutions（CIOTS，シオッツ）により，統一の教材とスケジュールで，世界各国で行われてきました。日本でも2000年4月から2020年3月まで100回行われました。2024年5月現在，CIOTSの活動は停止しています。AMPS講習会は開催されませんがインフォーマルな遂行分析は実施可能です。

無頓着とは，こぼれても気づかず（気づいて反応する），大きな音を立て（力を加減する），物同士がよくぶつかり（ぶつからない），汚れても拭きとらず（片づける）ということかもしれません。

技能項目の視点で作業遂行を観察することで，評価も記録も作業で行うことができます。遂行分析は，クライエントの心身機能を評価するのではありません。クライエントがその作業を行うときにどうだったかを評価するだけです★37。ほかの作業，ほかの環境では違うことが観察されます。

ある遂行分析の結果は，そのときだけのものですが，似たような状況では似たような結果になると予測することができます。ある作業をある環境で行うときに，よく物にぶつかる人は，別の作業を別の環境で行うときにも，よく物にぶつかる可能性が高いのです。使った物をきちんと片づけない人は，いろいろな作業をいろいろな場所で行ったときにも，使った物をもとに戻さなかったり，別の場所に置いたままにしてしまうことが多いのです。よく物にぶつかる場合には，自分の身体の動かしかたに気をつけることでもぶつからなくなるかもしれませんが，物を片づけることでぶつからなくなります。片づけることに問題がある場合には，片づける習慣をつけるように練習することもできますが，物を減らし，収納方法を簡略化することで片づけることができるようになります★38。

遂行分析の記録は，作業療法士がいかにきめ細かく作業遂行を観察しているかを示すことができ，作業療法の専門性がわかりやすくなります。

2　AMPS 実施手順

AMPS は，項目反応理論の１つであるラッシュ分析を使って測定値を算出する評価法なので，測定値を得るためには，講習会を受講し，評価者としての厳しさ加減（寛厳度）★39 を示す換算コードを取得する必要があります。AMPS 認定評価者となれば，コンピュータソフトを使って，運動技能とプロセス技能の測定値を算出することができます。

AMPS 講習会を受講して評価者寛厳度を取得すると，各技能項目の４段階評定をコンピュータソフトに入力して測定値を出力することができます。次に AMPS 実施手順を示します[1,2]。

★ 37：身体機能や認知機能の評価結果から作業遂行を推測することよりも，遂行分析の結果から身体機能や認知機能を推測するほうが容易です。高齢者の運転免許証更新時に課せられるのは認知機能検査で，運転能力を評価するものではありません。

★ 38：作業場の物を減らしたり，収納場所を変えたりすることは，代償モデルです。片づける練習を繰り返し行うことは習得モデルです。

★ 39：評価者寛厳度は，AMPS 講習会中のビデオ観察の評定により算出されます。厳しい評価者は，誰のどの課題でも低い評定をし，甘い評価者は，誰のどの課題でも高い評定をするということを前提としています。

1） AMPS 実施準備

AMPS 課題は 120 ありますが，どの課題を行うときにも，クライエントにとって馴染みのある道具や材料が必要となります。AMPS課題のなかから，自分の職場でできる課題をみつけます。机と椅子しかない場合にも，課題に必要な物を持ち込むことによって，洗濯物をたたむ，アイロンをかける，掃除機をかける，植木を植え替えるなどの課題ができます。流し台，コンロ，冷蔵庫，食器棚があると，さまざまな調理課題を行うことができます。屋外を使えれば，庭をはく，草とりをするなどの課題もできます[★40]。

2） 面接準備

AMPS を実施する予定のクライエントが決まったら，選択肢となる課題を決めます。課題難易度（図 2-3）を参考に，クライエントにとって適度に難しい課題を選びます。次にクライエントに馴染みがありそうで，評価者がやりかたを知っている課題を選びます。選んだ課題は，面接のときに選択肢として提示します[★41]。

AMPS 課題には基準があります。サラダに入れる材料はレタスとその他 3〜4 種類の野菜とか，炒飯に入れる具材など，クライエントのやりかたと課題基準が合っているかどうかを確認する必要があります。選択肢となる課題の基準について，面接前にメモを作っておきます。

3） 面接

クライエントとの面接では，まず作業療法評価として，実際に作業をしているところを観察したいと告げます[★42]。クライエントにとってできるだけ馴染みのある作業で，クライエントにとって適切な難易度の課題を AMPS 課題選択肢のなかから探し，これを付き合わせながら話を進めていきます。

4） 環境設定と課題契約

観察直前に環境設定と課題契約を行います。クライエントの家でAMPS を行う場合には，作業療法士が環境に馴染んでいないので，クライエントに何がどこにあるか，道具や機器をどのように使うかを教えてもらう必要があります。ほとんどの AMPS 課題には片づけまでが含まれているので，使う必要のある物がどこにあり，どこに片づけるかを確認する必要があるのです。作業療法室内や施設内でAMPS を行う場合には，作業療法士がクライエントにどこに何があ

★40：インフォーマルな遂行分析で観察する課題を選ぶとき，作業療法の時間に行えるか，その課題遂行に必要な物品があるか，材料を準備できるかを考えましょう。

★41：観察する課題は，クライエントにとって適度に難しく，作業療法の時間内に完了するもので，クライエントの生活に関係があり，作業療法士がやりかたを知っていなければなりません。

★42：職場に台所やガーデンがあれば，面接から作業遂行の観察への移行が容易になります。

★43：クライエントの作業遂行を知りたいとき，クライエントにとって馴染みのある環境が必要になります。そして作業遂行を評価する作業療法士にとっても，これから観察する課題と環境の知識が必要です。

るか，道具や機器をどう使うか，実際にやってもらったりしながら確認していきます。台所では，フライパンはここにありますが，普段は家ではどこに置いていますか？などと問うことによって，できるだけクライエントにとって馴染みのある環境を設定することができます★43。

環境設定が終わったら，最終の課題契約をして観察に入ります。

5）　最低2課題の観察

スコアリングフォームを課題の数だけ用意し，評価者名，クライエント名，日付，課題名を記入します。課題観察中にメモをとります★44。

★44：遂行観察中に見たままを記録することにより，技能項目を使った遂行分析が容易になります。

メモには「開く　持つガタン　まま　運ぶOK　ドンッ　手すべり　コンセント努↑　立ゆらっ……」などと書きます。これは，「ロッカーの戸を開けて，掃除機を持ち上げたら本体がガタンと傾いた。そのまま運んで，戸は開いたままだった。運ぶことはうまくできた。掃除機を置くときにドンッと結構大きな音がした。コードを取り出すときに手がすべった。コンセントに差すときに，身体を屈めて手を伸ばし，努力がみられた。立ち上がるときに，ゆらっと一瞬不安定になった」を観察した場合のメモです。

観察は35種類のAMPS技能項目の評定をするためのものです。余計なことは考えず，ひたすら見たままをメモします。余計なことというのは，立ち上がるときに不安定になったのは，筋力低下かもしれない，平衡反応が低下しているのかもしれない，めまいがしたのかもしれない，別の考えごとをしていたせいかもしれない，床に虫がいたのかもしれない，部屋が暑かったのかもしれない……などです。作業遂行の原因を考えずに，目的指向的行為に注目してメモをとります。

6）　採点

★45：インフォーマルな遂行分析では，付録の表を使って技能項目ごとに，「問題なし」，「軽度問題」，「中度問題」，「重度問題」にチェックを入れて，観察中のメモを頼りにコメントを記入します。

観察後は，できるだけ早くスコアフォームに採点を記入します★45。まず全体の課題遂行について，遂行の質（**表2-5**）を採点します。介入した場合には，自立性が3以上となります。その介入が危険を回避するための介入であったならば，安全性も3以上となるでしょう。クライエント自身が動いたり，クライエントが物を動かしたりしたときに，身体的にたいへんそうな場面がみられたら，身体的努力も3以上となります。時間や空間が要領よく使えなかったならば，効率性も3以上となるでしょう。

表2-5 遂行の質の採点

	1	2	3	4	5	6
身体的努力	問題なし	疑問	軽度の問題あり	中度の問題あり	重度の問題あり	過度の問題あり
効率性	問題なし	疑問	軽度の問題あり	中度の問題あり	重度の問題あり	過度の問題あり
安全性	安全	疑問	軽度の問題あり	中度の問題あり	重度の問題あり	過度の問題あり
自立性	自立	疑問	たまに援助が必要	しばしば援助が必要	継続的に援助が必要	すべて援助

表2-6 技能項目採点基準

4	問題が観察されない
3	問題がないかどうか疑問がある
2	明らかな遂行の遅れ，努力の増大など問題がある
1	受け入れ難い遅れ，努力の増大，危険など著しい問題がある

　課題ごとに遂行の質を採点したら，メモを見ながら，必要に応じてマニュアルを確認して，AMPS遂行技能35項目について，1つひとつ4段階で採点していきます（**表2-6**）。採点の仕かたはAMPS講習会で繰り返し練習したとおりに，評価者としての自分の厳しさ加減で採点します。

　自立性が3以上であったならば，35種類の技能項目のどこかに1がつくことになります。安全性が3以上の場合も技能項目の採点で1がつく可能性があります。身体的努力が3以上であったならば運動技能に問題があったことを示し，効率性が3以上であったならばプロセス技能に問題があったことを意味します。

　「安定している」の採点では，プラグを差した後に立ち上がるときに一瞬バランスを崩したこと，移動するときに机に手をついたことなどをメモから思い出します。そして問題を観察したけれども，受け入れられない結果になったわけではないと判断したら，スコアフォームの数字の2を○で囲みます[★46]。空欄には，「立ち上がり時不安定，移動中手をつく」などと記入します。

> ★46：インフォーマルな遂行分析では，バランスを崩したことで遂行に与えた影響の程度により，問題が軽度か中度か判断します。

7）　コンピュータソフトへの入力と報告書の出力

　採点が終わったらOTAPというソフトウェアに入力します。

　出力されるAMPS結果レポートでは，地域で一人暮らしができるカットオフ値[★47]と，健康な同年代の人の平均値と2標準偏差の範

> ★47：カットオフ値は，運動技能で2点，プロセス技能で1点です。これは，AMPSを実施した人々からのデータにより計算された値で，カットオフ以上の人の大多数は，地域で自立して暮らすことができる人だったということです。

囲が示されます。

運動技能が0点以下のクライエントの場合，多くの運動技能項目に問題があり，クライエントはすでに多大な身体的努力をしないと日常の作業を行うことができないので，環境を変えたり，介助者の指導をするようなプログラムが適切だといえます。プロセス技能が0点以下のクライエントの場合も，クライエント自身が変化するのは難しそうだということがわかります。そこで，クライエントが今の状態でも作業がうまくできるように，クライエントが行う作業を限定したり，環境を整えて行いやすくするというプログラムが適切です[48]。

運動技能が低くても，プロセス技能が高い場合には，自助具を使ったり住宅改修をするなど物による代償方法をクライエントが学習することができると予想されます。特に，クライエントのプロセス技能が1点付近のときには，工夫次第でクライエントは地域で自立して生活することができる可能性が高いといえます。

再評価を行うと，プログレスレポートが出力できます。初回評価と再評価の得点が示されるので，クライエントの変化が明確になります。

コンピュータから出力されるレポートには，採点結果そのままを記した素点レポート，観察した全課題のなかでうまくできている技能項目と問題のある技能項目を記したサマリーレポートがあります。

> ★48：多くの技能項目で中度以上の問題を示すクライエントの場合，環境を変えたり，介助者に介助方法を指導したりする代償モデルが介入の中心になります。

3　スクールAMPS

作業療法士の多くが学校で働いている国もあります。以前は，学校の中にある訓練室で，セラピストと子どもだけで作業療法が行われていましたが，クライエント中心，トップダウンアプローチ，作業基盤，作業焦点を実現するために，教室で作業療法が行われるようになりました。

インクルーシブ教育[49]の推進により，心身機能障害のある生徒も，先生とほかの生徒たちがいる教室で，教育を受けることができるようになりました。子どもがクライエントの場合，生活に関連がある場所は，訓練室ではなく教室です。

作業療法士は，クライエントがほかの生徒と一緒に授業を受ける様子を観察して，クライエントの学校課題の遂行がうまくできるかどうか，前述の技能項目を使って遂行分析を行うことができます。

標準化された評価法であるスクールAMPS[50]（School version of

> ★49：インクルーシブ教育は2008年の国際連合による「障害者権利条約」に記載され，障害のある子もない子もともに教育を受けるということです。日本では，2012年に文部科学省が「共生社会の形成に向けたインクルーシブ教育システム構築のための特別支援教育の推進」という報告書を出しています。

> ★50：スクールAMPS講習会も，5日間で開催されます。日本では，2007年から10回開催されました。2024年5月現在，スクールAMPS講習会も停止しています。インフォーマルな遂行分析はスクール課題を評価するときにも使うことができます。

Assessment of Motor and Process Skills）を使えば，AMPS と同様に運動技能とプロセス技能の測定値を算出することができます[20,21]。

　スクール AMPS には，字を書く，紙を切る，色を塗る，コンピュータで文書を作るなどの課題があります。まず作業療法士は，先生と相談して，スクール AMPS 課題のどれをどの教科で観察できるかを決めます。先生は，いつもどおりに授業をし，作業療法士はメモをとりながら観察します。後は，AMPS と同じ手順で，マニュアルを見ながら 35 の技能項目を 4 段階で採点し，コンピュータソフトに入力すると，運動技能とプロセス技能の測定値が出力されます。

　不器用さは，鉛筆が指からずれる（持つ），手の中で動かせない（指先で扱う），手首の動きが固い（滑らかに動く），芯が折れる（力を加減する）ということかもしれません。授業中の離席は，作文の授業で，なかなか書き始めない（始める），別の席の子の様子をみに行く（注意がそれない），鉛筆を投げて遊ぶ（目的に沿う）ことが観察されるかもしれません。

　遂行分析の結果を，先生と作業療法士が共有して，どうしたらクライエントが学校課題をうまくできるようになるかを相談します★51。この場合は，子どもよりも先生がクライエントになります。子どもより先生のほうが，作業療法サービスを求めているからです。

　課題によって問題のある技能項目が異なるかもしれません。いくつかの技能項目の問題は，どの課題でも共通にみられるかもしれません。作業療法士は，作業遂行の問題が，子どもの心身機能が原因なのか，道具や周囲の生徒などといった環境が原因なのかを解釈して先生に伝えます。先生は，作業療法士が提示した遂行分析の結果と解釈も参考にしながら，教育の専門家としてのアイデアを出します。先生と作業療法士の協働により，代償モデル，習得モデル，回復モデルが選ばれ，実行されるでしょう。ほかの先生たちも対象として教育モデルが使われることもあるかもしれません。

★51：作業療法士がインフォーマルな遂行分析の結果を先生に説明するとき，先生が問題となる遂行場面をイメージできるような表現をする必要があります。実際に教室の環境を調整したり，課題を選んだりするのは先生です。先生が作業療法評価の結果を効果的に使うことが重要です。

AMPS・遂行分析 Q&A

Q 作業遂行を評価するための環境が整っていません。どうしたらいいでしょうか。

A 機能レベルの高いクライエントの場合には，調理など難易度の高い課題を行う必要があるので，台所や冷蔵庫が必要です。作業療法室以外で，環境が整っている場所を探してみましょう。クライエントの自宅を訪問して行ってもよいでしょう。機能の低いクライエントの場合には，病院や施設の居室や作業療法室で，着替えや整容ができます。洗濯物やアイロンを持ち込めば，観察できる作業遂行が増えます。

Q 遂行分析を行う時間をどのように確保したらよいでしょうか。

★52：作業療法士がクライエントの作業を知るための面接をし，作業遂行を観察し，遂行分析の結果をチームに報告し続ければ，チームメンバーは作業療法士が名前どおりの「作業」の専門家であることを理解するでしょう。

A 重要な事柄には必要な時間を費やすことができます。まず，遂行分析がクライエントの作業療法を行ううえで必要だという認識を持ち，チーム内で共有しましょう[52]。継続して遂行分析を行うと，楽に効率よくできるようになり，時間も短縮されます。

Q 調理の材料の調達や保管が面倒です。よい方法はありますか。

A クライエントの道具を使い，クライエントが用意した材料を使えば，クライエントにとってより馴染んだ課題を観察することができます。よく使う食材は作業療法室の冷蔵庫や冷凍庫に保管しておきます。観察評価の材料だと割り切って，賞味期限切れの食材を使うこともあります。飲み物はペットボトルに水やお茶を入れて使っています。

Q 調理課題を観察した後，食べたほうが自然で楽しいのですが，時間がかかりすぎて困ります。

A 午前中の最後の時間に調理を行えば，クライエントと一緒に昼食を食べるということもできますが，遂行分析の第一の目的は評価です。

Q クライアントががんばっていたので，待っていたら１時間以上時間がかかってしまいました。

A 遂行分析の第一の目的は評価です。がんばっているのをじっと見守っていても，途中で作業療法士が介入しても，受け入れ難い遅れがあったら遂行分析の結果は同じです。「受け入れ難い」遅れや過剰な努力があれば，早めに介入すれば，観察時間が短縮されます。

Q 遂行分析の結果を作業療法にどのように活かしたらよいかわかりません。

A クライアントが行う必要がある作業について，どこがうまくできてどこが難しいかが明らかになります。これは，観察した課題以外のことを行うときにも，類似した問題が起こり得る可能性があることを示唆します。そこで，どのような対策を立てるのかをクライアントと一緒に検討していくことになります★53。たとえば，物を操作するときに，十分に支えられないので，物が安定せず時間がかかったり，物が傾いて倒れそうになる場合には，安定しやすい形状の物を選んで使うようにしたり，滑り止めシートなどの自助具を使うという提案をします。あるいは，さまざまな作業で物を自分で固定する練習をし，心身機能の回復を目指すこともあります。

★53：遂行分析の後にクライエントにどうだったかを聞き，遂行分析の結果と一致したところから介入を始めることができます。

Q AMPS 認定評価者になるために必要な評価者寛厳度を取得するには，どうしたらいいですか。

A AMPS を開発し，講習会を開催していた Center for Innovative OT Solutions（CIOTS，シオッツ）が 2023 年現在，活動を停止しているため，新たに AMPS 認定評価者になることはできません。スクール AMPS と ESI も同様です。すでに認定評価者となっている人で最新版 OTAP をダウンロードした人は更新期限なく使用することができます。CIOTS Japan のサイト（https://amps.xxxxxxxx.jp/），作業遂行研究会のサイト（https://sagyousuikoukenkyu.webnode.jp/）に関連情報があります。

文献

1) Fisher AG & Jones KB：Assessment of Motor and Process Skills. Vol. 1：Development, Standardization, and Administration Manual 7th ed, Revised, Three Star Press, Fort Collins, 2011

2) Fisher AG & Jones KB：Assessment of Motor and Process Skills. Vol. 2：User Manual 8th ed, Three Star Press, Fort Collins, 2015

3) Fisher AG & Griswold LA：Performance skills：Implementing performance analyses to evaluate quality of occupational performance. In：Schell BAB & Gillen G（eds）：Willard & Spackman's Occupational Therapy, 13th ed, pp335-350, Lippincott Williams & Wilkins, Philadelphia, 2019

4) 齋藤さわ子：運動技能とプロセス技能の評価（AMPS）．OT ジャーナル 38（増刊号）：533-539, 2004

5) Classen S & Velozo CA：Critiquing assessments. In：Schell, BAB & Gillen G（eds）：Willard & Spackman's Occupational Therapy, 13th ed, pp389-411, Lippincott Williams & Wilkins, Philadelphia, 2019

6) Goto S, et al：The Assessment of Motor and Process Skills applied cross-culturally to the Japanese. Am J Occup Ther 50：798-806, 1996

7) American Occupational Therapy Association：Occupational Therapy Practice Framework：Domain and Process Fourth Edition. Am J Occup Ther 74（Supplement_2）：7412410010p1-7412410010p87, 2020

8) Schell BAB, et al：Analyzing occupations and activity. In：Shell B & Gillen G（eds）：Willard and Spackman's Occupational Therapy, 13th ed, pp318-333, Lippincott Williams & Wilkins, Philadelphia, 2019

9) 日本作業療法士協会：作業療法の定義（https://www.jaot.or.jp/about/definition/）

10) 吉川ひろみ：「作業」って何だろう 作業科学入門．第 2 版, 医歯薬出版, 2017

11) Trombly CA：Occupation：Purposefulness and meaningfulness as therapeutic mechanisms. Am J Occup Ther 49：960-972, 1995

12) Fisher AG：Uniting practice and theory in an occupational framework. Am J Occup Ther 52：509-521, 1998

13) Fisher AG（著），斎藤さわ子（監訳）：作業療法介入プロセスモデルートップダウンのクライアント中心の作業を基盤とした介入の計画と実行のためのモデル．日本 AMPS 研究会，2014（Fisher AG：Occupational Therapy Intervention Process Model. Three Star Press, Fort Collins, 2009）

14) Fisher AG & Marterella A：Powerful Practice：A Model for Authentic Occupational Therapy. Three Star Press, Fort Collins, 2019

15) Fisher AG & Short-DeGraff M：Improving functional assessment in occupational Therapy：Recommendations and philosophy for change. Am J Occup Ther 47：199-201, 1993

16) Pollock N：Client-centered assessment. Am J Occup Ther 47：298-301, 1993

17) Fisher AG：The assessment of IADL motor skills：An application of many-faceted Rasch analysis. Am J Occup Ther 47：319-329, 1993

18) Trombly CA, et al：Occupational therapy and achievement of self-identified goals by adults with acquired brain injury：phase II. Am J Occup Ther 56：489-498, 2002

19) Zingmark M, et al：Occupation-focused interventions for well older people：An exploratory randomized controlled trial. Scand J Occup Ther 21：447-457, 2014

20) 古山千佳子，ほか：発達障害児の課題遂行能力におけるスクール AMPS に基づいた提案の効果．作業療法 33：75-80，2014

21) 古山千佳子，落合俊郎：特別支援学校における教員と作業療法士の協働 - 色塗りが上手になった事例を通して．特殊教育学研究 53：205-213，2015

第 **3** 章

ひとりじゃない
社会交流を測る ESI

学校や職場で，買い物や外食で，旅行や営業で，人と関わる必要があります。

小声で何を言っているのか聞きとれず，質問しても返答がなく，挨拶もしないで立ち去る相手とは付き合いたくはありません。頻繁に頭を掻いたり，自虐的なことを言ったり，急に話題を変えたり，悲しい話をしているのに笑ったりする相手とも付き合いを続けようとは思いません。

私たちの生活のさまざまな場面で，優れた社会交流やコミュニケーションが行われると気持ちよく生活できます。この社会交流の質を測定するために開発され標準化された評価法が，社会交流評価（Evaluation of Social Interaction；ESI）です[1]。

1　ESI の背景

1　観察可能な最小単位のつながり

ESI は AMPS と同じ方法で開発されました。社会交流も作業遂行と同様に，小さな社会交流技能が連なってできあがっていきます（図3-1）[1-3]。

1つひとつの社会交流技能が問題なくうまくできれば，全体の社会交流もうまくいきます★1。

社会交流も，人と環境と作業が合流して生じます（図3-2）[1,3]。子どもが大人に援助を頼むときには，困った顔をするだけで社会交流

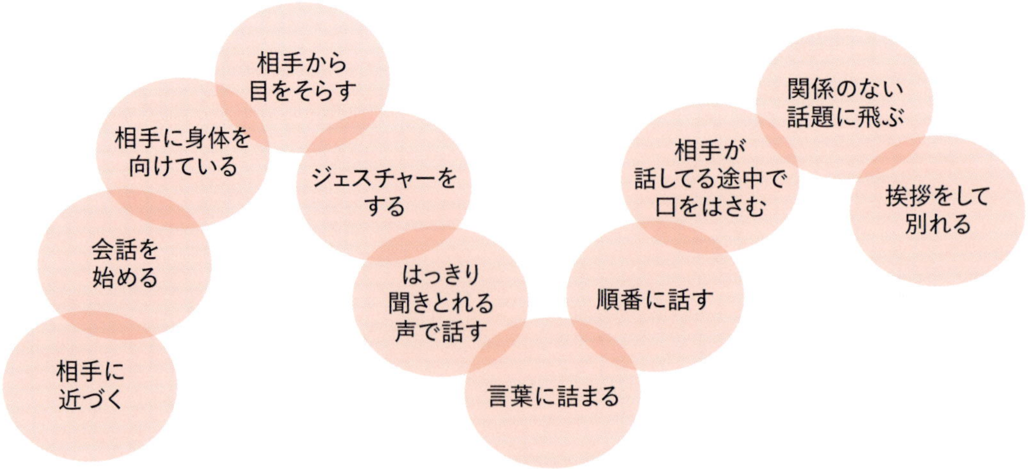

★1：誤解や喧嘩などの問題を起こした状態を観察するためではなく，丁寧で相手を尊重しタイミングよく成熟した社会交流かどうかをみていく視点が社会交流技能です。

相手から
目をそらす

相手に身体を
向けている

ジェスチャーを
する

関係のない
話題に飛ぶ

相手が
話してる途中で
口をはさむ

会話を
始める

相手が
話してる途中で
口をはさむ

挨拶をして
別れる

はっきり
聞きとれる
声で話す

順番に話す

相手に
近づく

言葉に詰まる

図3-1　社会交流を構成する技能

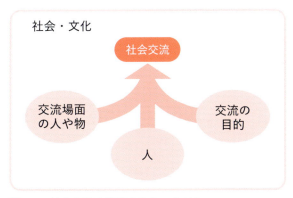

図 3-2　社会交流を観察するということ

が生まれるかもしれませんが，若者が高齢者に援助を頼むときには，状況の説明が必要で，言葉の使いかたに気をつけなければ，円滑な社会交流にならないかもしれません。

　どのように社会交流することが適切かは，その社会交流をする人の文化や習慣によっても異なります。挨拶のときに，キスやハグをすることは日本では一般的ではありません[★2]。お辞儀をすることで，スムーズに社会交流が始まるでしょう。

　敬語や専門用語の使いかたも状況によっては，適切になったり，不適切になったりします。方言を使うことで，親密な雰囲気が生まれることもありますが，方言を共有しない人を排除することになる可能性もあります。

　どうすれば良好な社会交流になるかは，背景となる社会や文化，交流相手との関係性や交流の目的によって決まります。

★2：アメリカの高齢者施設で出会った女性が，私の頬にキスをしながら「アメリカ人はキスが好きではないのよ」と言いました。彼女はヨーロッパからの移民でした。私は心の中で「日本人はもっとだろう」とつぶやいていましたが，私の心許ない佇まいから移民当時の自分を思い出したのかもしれないと思いました。そしてアメリカでは，ヨーロッパ人も日本人も外国人なのです。

2　社会交流課題の種類

　社会交流には目的があります。ESIでは，目的による社会交流課題の種類を7つ挙げています（表3-1）。

1）　情報収集と情報共有

　情報収集は，情報を知っている人から教えてもらうときの社会交流です。学校で授業を受けたり，職場で先輩から指導されたり，病院で検査結果の説明を聞いたり，スマートフォンの使いかたを教えてもらったりすることが含まれます。

　情報共有は，知っている情報をほかの人に教えるときの社会交流です。印象に残った映画や旅行のことを友人に話したり，研修会の

表3-1　社会交流課題の種類

種類	例
情報収集	本や映画について友人から話を聞く 機器の使いかたについて教えてもらう
情報共有	本や映画の内容を友人に教える 同僚や学生に講義をする
問題解決・意思決定	新しい家具の置き場所を相談して決める 行動計画を立てたり，役割分担をする
協働と生産	一緒に料理をする 一緒に作品を作る
物やサービスの獲得	物を買うときに相手と交流する 介護者に援助を求める
物やサービスの提供	物を売るときに相手と交流する 援助を提供する
世間話	食事のときや待ち時間に，軽い会話をする

講師をしたり，新しい電気機器の使いかたを教えたりすることが含まれます。

　診察室で，クライエントが医師に自分の症状を話す場面は，クライエントの情報共有で，医師にとっては情報収集になります。医師が治療方針を説明する場面は，クライエントには情報収集であり，医師には情報共有になります。

2）　問題解決あるいは意思決定

　問題解決のための話し合いや，これからの行動計画を話し合って意思決定するときにも社会交流が必要です。行事や旅行を計画したり，役割分担を決めたり，会議での話し合いが含まれます。

3）　協働と生産

　計画したことを実行するときも社会交流が必要です。一緒に料理をしたり，作品を共同で制作したり，チームでスポーツをしたりすることが含まれます。

　協働するためには，最低1回は質問する必要があります。自分の意見を主張するだけの人や黙って従うだけの人とは，協働することができないからです。

4）　物やサービスの獲得と提供

　商品を購入したり，サービスを依頼したりするときにも社会交流

が必要です。クライエントがケアを受ける場面は、クライエントにとってはサービスの利用であり、家族やケアワーカーにとってはサービスの提供になります。

5) 世間話

休み時間や待合室で、何気ない話をする場面でも社会交流が生まれます。こうした世間話はしなければならないわけでもないし、特別な目的はありません。天気や最近のニュース、お互いの服装や健康状態など、気軽に話すことがあります。

2 社会交流技能項目

社会交流場面も遂行分析をすることができます。ESIでは、27項目の技能が概念化されています。こうした技能項目の視点を使って、さまざまな社会交流場面を観察して記録することができます。

始める（アプローチズ／スターツ，Approaches/Starts）

相手が部屋に入ってきたときに「こんにちは」などと挨拶したり，相手から挨拶されたときに応えたりする技能です。

相手が来ているのがわかっているのに無言のままだったり、挨拶されても無視したりするのは、始める技能が低いことになります。

急に本題に入り、相手に有無を言わせないで話を進めたり、相手の注意を引くために、相手の服を引っ張ったり突いたりするのも、始める技能が低いということです。

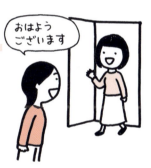

終わる（コンクルーズ／ディスエンゲージズ，Concludes/Disengages）

別れるときに「さようなら」などの挨拶をしたり，終わるための言葉を言ったりする技能です。

商品を購入し終わった客に話をし続けたり、ケアが終了して帰りを急ぐヘルパーに世間話を続けたりするのは、終わる技能が低いということです。

会話の途中で急に席を立って戻ってこなかったり、相手を混乱させる言葉で社会交流を終了させるのも、終わる技能が低いことになります。

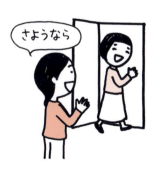

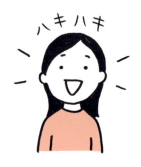

はっきり話す（プロデューススピーチ，Produces speech）

相手が聞きとれる言葉ではっきり話す技能です。手話やコンピュータによる言葉も含みます。

独り言のようにつぶやいたり，口の中でもごもご言ったりして，相手が何を話しているのかわからないときは，はっきり話す技能が低いことになります。

ほとんど話をしないのも，この技能が低いといえます。

手話を使う場合にも，相手に伝わらないような手話を使うときは，この技能が低いことになります。

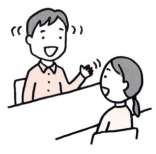

ジェスチャーを使う（ジェスティキュレーツ，Gesticulates）

相手にうまく伝わるように，うなずいたり，眉をひそめたり，笑顔になったりというように，効果的にジェスチャーを使う技能です。頭を縦や横に振ることによって，こちらの意思を伝え，社会交流を円滑に進めることができます。表情や手の動きも有効な場合があります[3]。

★3：慣れない外国語でのコミュニケーションで適切にジェスチャーを使うことは，意思疎通の助けになります。

ほとんどジェスチャーを使わないことによって，社会交流が滞る場合には，この技能が十分ではないことになります。

ジェスチャーが大袈裟すぎたり，ジェスチャーのタイミングがずれたりすることで，相手が戸惑い，社会交流が中断するときは，ジェスチャーを使う技能が低いといえます。

相手の顔の前で手を振ったり，意味不明なジェスチャーをしたりすることも，この技能が低いことになります。

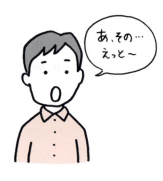

滑らかに話す（スピークスフルーエントリー，Speaks fluently）

速すぎたり遅すぎたりせずに，途切れることなく流暢に話す技能です。手話やコンピュータ言語を使う場合も，この技能に含まれます。

言葉と言葉の間に一時停止があったり，吃るような話しかたをするときは，この技能が低いことになります。話すことを躊躇して，途中で止まってしまったり，口ごもってしまうときも，この技能が低いといえます。

早口だったり，ゆっくりすぎたり，話すテンポにムラがあったりする場合も，滑らかに話す技能が低いといえます。

ほとんど話さない場合は、滑らかに話す技能だけでなく、はっきり話す技能も低いことになります。

相手に向かう（ターンズトゥワーズ，Turns towards）

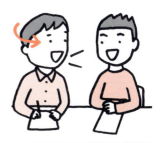

話し相手に対して、**身体や顔を向ける**技能です。相手の隣にいたり、共同制作などで、対象物に身体や顔が向いていたりしても、必要に応じて、交流相手のほうを向くことで、良好な社会交流となります★4。

★4：授業中の学生の身体や顔が教員に向いていないと、うまく講義をすることができません。

相手に背を向けたままでいることは、この技能の低さを示します。ちらっと横目で相手を見るだけの場合も効果的な社会交流はできません。

相手の問いかけに対し、身体や顔を向けるのが遅れる場合も、この技能が低いといえます。

目を合わせる（ルックス，Looks）

相手とアイコンタクトをとる技能です。相手の隣にいる場合でも、必要に応じて、相手と目を合わせることで、円滑な社会交流ができます★5。

★5：適切なアイコンタクトの程度にも文化差や個人差があります。しっかり目を合わせられると萎縮したり緊張したりする人もいます。

上から見下ろしたり、視線をそらしたり、横目で見たりすることは、この技能の低さを示します。

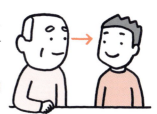

相手をじっと長く見続けたり、瞬きを繰り返したりすることも、この技能が低いことになります。数人で交流している場面で一人だけを見つめ続けることも、社会交流を妨げます。

相手に背を向けて目を合わせないことは、相手に向かう技能も、目を合わせる技能も低いことになります。

距離をとる（プレイシズセルフ，Places self）

交流相手と適切な距離をとる技能です。人にはパーソナルスペースと呼ばれる範囲があり、そのなかに相手が入ってくると、脅威や嫌悪感を抱きます。パーソナルスペースの範囲は文化によって異なるといわれていますが、個人によっても違います。自分が近づいていくときに、相手が後退りしたら、近づきすぎたということでしょう。

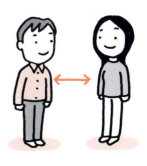

自分が話しているときに、相手が近づいてきたら、自分の場所が相手から遠すぎたということでしょう。

相手と自分との距離が近すぎても遠すぎても，社会交流はうまくいきません。

触れる（タッチズ，Touches）

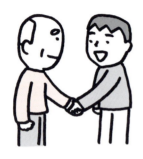

交流相手に不必要に触れない技能です。落胆している友人の肩に手を添えたり，援助を求める人を助けるために手を差し伸べたりすることは，触れる技能の高さを示します。

ぶつかったり，蹴ったり，殴ったりすることは，触れる技能の低い例です。暴力的な身体接触は，社会交流の著しい妨げになります。

ハグやキスが文化的に不適切な場合に，これを行うことも触れる技能の低さを示します。ハグが適切な場面でも，強く抱きしめすぎて相手が不快を示す場合にも，触れる技能が低いといえます。性的な挑発とみられるような触りかたをすることも，触れる技能が低いことになります。

握手など文化的に受け入れられているやりかたで触れられることを避け，社会交流が円滑に進まないときも，触れる技能が低いことになります。

制御する（レギュレイツ，Regulates）

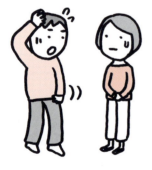

余計な動きをしない技能です。頭を掻いたり，貧乏ゆすりをしたりしないで，社会交流を続けることができれば，この技能が高いといえます。

爪を噛んだり，髪をいじったり，ペンを鳴らしたり，股間を掻いたり，無意識に行ってしまうような行動がみられる場合には，この技能が低いといえます。

自分の身体の位置をしょっちゅう変えたり，机に寝そべるような姿勢になったり，ののしるような言葉が出てきたり，自分ではコントロールできないような言動がみられるとき，制御する技能が低いことになります。

大声を出したり，相手を殴ったりといった衝動的な言動も，制御する技能の低さを示します。

質問する（クエスチョンズ，Questions）

社会交流の目的に合わせて，相手の意見や興味について質問する

技能です。質問する必要がないときに質問しないことは、この技能の高さを示します。

すでに知っていることを聞いたり、説明を受けた直後にそのことを尋ねたりするときは、質問する技能が低いことになります。

関係のない質問をしたり、不適切な個人情報を聞いたり、尋問するような質問をしたりすることも、この技能の低さを示します。

質問しないと社会交流を続けることができない場合に、質問しない場合もこの技能が低いことになります★6。

★6：質問することで社会交流が豊かになります。相手の意向を聞かないで協働することはできません。

返答する（リプライズ，Replies）

社会交流の目的が果たせるように質問やコメントに答える技能です。短すぎず、長すぎず、適切な長さで返答する場合には、この技能が高いといえます。

意見や感想を聞かれたときに、「別に」などと答えることは、短すぎる返答といえます★7。今日の気分を聞かれたときに、数日前から今日までの様子を詳細に語ることは、長すぎる返答といえます。

★7：返答の短さは、思春期の若者によくみられます。

相手が質問したり、意見を言ったりしているときに、何も言わないことは、返答する技能の低さを示します。相手が謝罪しているのに、無言だったり、曖昧な返答をしたりするときも、この技能が低いことになります。

回りくどい、間接的な返答をする場合も、この技能の低さを示します。

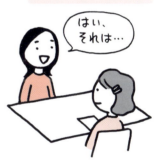

開示する（ディスクロージズ，Discloses）

相手との親しさに応じて自分や他人の意見や感情や個人情報を打ち明ける技能です。不適切な個人情報を打ち明けない、他者に対する偏見に基づく意見を言わないときは、開示する技能が高いことになります。

自分の自慢話、自分を卑下する発言は、この技能が低いことを示します。自分の意見や個人情報を暴露しすぎて、社会交流が滞る場合には、開示する技能が低いことになります。

親しい相手に対して、限られた意見や情報しか言わないことも、開示する技能の低さを示します。

他者に対する否定的な噂話や偏見を持ったコメントをしたり、軽蔑的な名前やレッテルを貼ったりすることで、相手が不快を示す場

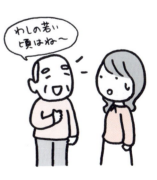

★8：照れ笑いは，本人にとっては気持ちを楽にするかもしれませんが，社会交流を停滞させます。

合にも，この技能が低いことになります。

感情を示す（エクスプレスエモーションズ，Expresses emotions）

内容に合った感情や気持ちを適切に表現する技能です。言葉，表情，声のトーンが，その感情の表現として適切な場合に，感情を示す技能が高いといえます。

心配ごとを話しているときや，特に理由がないときに，くすくす笑うことは，この技能の低さを示します[★8]。

ほとんど感情を示さない場合も，過剰な感情表現をする場合も，この技能が低いことになります。相手の話を聞いて，拳を振り上げたり，壁を蹴ったりすることは，場面にそぐわない過剰な怒りの表現といえます。

内容にそぐわない皮肉を言ったり，声のトーンになったりするときも，感情を示す技能が低いことになります。

反対の意思を示す（ディスアグリーズ，Disagrees）

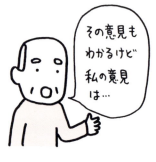

丁寧に相手と違う意見を言う技能です。

理屈っぽく，回りくどく，あるいはぐずぐずと意見を言うことで，社会交流が滞るとき，反対の意思を示す技能が低いといえます。

相手の意見を嘲笑ったり，けなしたりすることも，この技能の低さを示します。相手の尊厳を傷つけたり，敵意や皮肉で返答したりすることもこの技能が低いといえます。

相手から「○○をしましょうか」などと，意思を示すよう促されたときに，黙って反応しないときも，この技能が低いことになります。

感謝する（サンクス，Thanks）

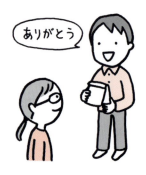

贈り物をもらったり，サービスを提供されたりしたときに，感謝を伝える言葉や態度を示す技能です。贈り物やサービスを断るときに，丁寧に断ることができれば，この技能が高いといえます。感謝する必要がないときに，感謝の言葉や態度を示さないことも，この技能の高さを示します。

感謝を伝えることが必要な場面で，「ありがとう」と言わないことで，気まずい雰囲気になる場合は，この技能が低いといえます。

皮肉的に「ありがとう」と言ったことで，社会交流が円滑に進まない場合も，この技能の低さを示します。

話を移行する（トランジションズ，Transitions）

途中で急に話題を変えることなく会話を続ける技能です。会話の流れを妨げることなく別の話題にスムーズに移行する場合には，この技能が高いことを示します。

それまでの話題とは無関係な話題に突然移行したり，社会交流の目的とは関係のない個人情報を話したり，相手に聞いたりすることは，この技能の低さを示します。

新しい話題に移行しているのに以前の話題を続けたり，以前の話題に戻ったりすることは，この技能が低いといえます。

同じ質問を繰り返して，新しい話題に移行することを妨げる場合も，この技能が低いといえます。

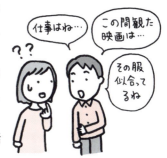

返答のタイミング（タイムスレスポンス，Times response）

相手をさえぎったり，遅れたりすることなく返事をする技能です。

相手の話が終了する前に，話を中断させたり，相手の質問が終わらないうちに，答えたりする場合には，この技能が低いことになります。

相手の質問が終わってから，しばらくの沈黙の後に答えることも，返答のタイミングの技能が低いことを示します。

話す長さ（タイムスデュレーション，Times duration）

適切な長さで話す技能です。自分が話す番になったときに，話題の複雑さや状況に合った長さで話すことは，この技能が高いことを示します。

「はい」，「いいえ」しか言わないとか，単語でしか話さない場合には，この技能の低さを示します。相手が説明を求めているのに，一言しか言わないと，会話が宙に浮いた状態になり，社会交流が中断してしまいます。相手がさらに詳しい説明を求めるのは，話す長さが短すぎる場合です[★9]。

必要以上に，詳しく，長く話すことも，話す長さの技能が低いことになります。

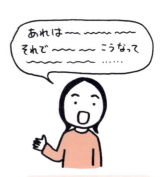

★9：子どもは思春期になると，親に話す長さが短くなることがよくあります。

順番を守る（テイクスターンズ，Takes turns）

順番にやりとりをするとき，自分も相手も話す番がとれるようにする技能です。自分が話した後に，相手が話すのを待ったり，相手が話し終わってから話し始めるときは，この技能の高さを示します★10。

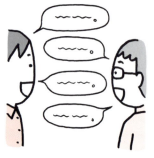

★10：対等な社会交流では，双方が同程度に話すことになるでしょう。

自分の順番を待たずに話し続けたり，相手の返事を待つことなく質問をしたりすることは，順番を守る技能の低さを示します。このような状況は社会交流を支配していることになります。

相手から質問されたときに，答えない場合も，順番を守る技能が低いことになります。

相手に対し質問攻めにすることは，質問する技能も低いことになります。話が長すぎて相手に話す機会を与えないのは，話す長さの技能も低くなります。相手の質問やコメントに答えないときは，返答する技能も，話すタイミングの技能も低いことになります。

合った言葉を使う（マッチズランゲージ，Matches language）

交流相手の能力や理解力に見合った言葉や声のトーンを使う技能です。年齢や方言に配慮した言葉を使って円滑な社会交流をしている状況は，この技能の高さを示します★11。

★11：さん，くん，ちゃん，様など，どの敬称を使うかで，社会交流場面の雰囲気が決まります。名詞に性別があるような言語の場合，相手や状況に合った表現を使うことで社会交流が円滑になります。

高齢者に対して若者言葉を使ったり，子どもに対して過度に洗練された言葉を使ったりして社会交流が滞る場合には，合った言葉を使う技能が低いということになります。

専門用語や業界用語を使うときに，相手が会話についてこなかったり，不快を示したりするときにも，この技能が低いといえます。

大人同士の会話なのに，未熟な表現や幼児のような言葉を使ったり，ぐずぐず言ったりして，相手が混乱や不快を示す場合にも，この能力が低いことになります。

ほとんど話さないときは，はっきり話す技能も，滑らかに話す技能も低いことになります。

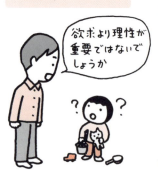

明確にする（クラリファイズ，Clarifies）

交流相手の理解を確かめる，相手が会話についてきていることを確実にする技能です。円滑に社会交流が進んでいるということは，相手が会話についてきているということです。この場合には，いちい

ち相手に理解しているかどうかを確認する必要はありません。

　不必要に相手に理解を確認するときは、この技能が低いということになります。

　相手が明確な説明を求めているのに、説明しなかったり、説明が曖昧だったりすることは、この技能の低さを示します。

　すでに相手が十分な説明を受けて理解しているときに、繰り返し説明する場合も、この技能が低いといえます。

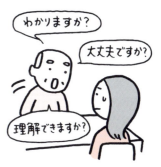

交流しやすくする（アクノレッジ / エンカレッジズ, Acknowledges/Encourages）

　交流相手が社会交流に参加することを励ます技能です。うなずいたり、微笑んだり、励ましの言葉をかけたりすることで、良好な社会交流が生まれます。相手が社会交流に参加し続けるようなジェスチャーや言葉を使う場合には、交流しやすくする技能が高いといえます。

　相手が何も意思表示をしていないのに、うなずいたり、微笑んだりして、相手が不快を示す場合には、この技能が低いことになります。

　相手に対して何も励ましの言動をしない場合も、交流しやすくする技能が低いといえます。何人かで社会交流をしているとき、限られた人にだけ励ましの言動をする場合も、この技能が低いことになります。

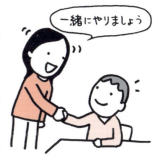

　耳を手でふさいだり、「だから何？」、「ばかげた話だ」などと、社会交流を断ち切るようなときも、この技能が低いことを示します。

　社会交流が断ち切られるときに、感情的に言う場合は、感情を示す技能も低いことになり、相手が受け入れられないような反対意見を言う場合には、反対の意思を示す技能も低いことになります。

共感を示す（エンパサイズ, Empathizes）

　交流相手に理解や共感を示し相手をサポートする態度を示す技能です。相手の悲しみに寄り添う意味で黙っていたり、励ます意味で肩や背中に手を添えたりするときは、共感を示す技能が高いことを示します。特に共感を示すような場面でないときに、共感を示さないことも、この技能が高いことになります。

　相手が感情的になっていて、共感が求められていると感じられる場面で、何もしないことは、この技能が低いといえます。

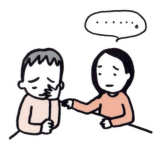

悲しい話をしているときに,「誤解かもしれない」などと相手を否定したり, 無神経さを示すような言動をしたりすることも, 共感を示す技能が低いことになります。

共感を示す言動に感情が含まれているときは, 感情を示す技能も使われます。肩に手を置いたり, 背中をさすったりすることが適切なら, 触れる技能も高いことになります。

目的に沿う（ヒーズ, Heeds）

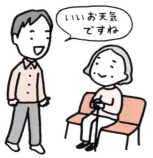

★12：目的に沿う技能は, プロセス技能にもあります。作業療法評価として行う場合には, 作業療法士が課題や社会交流の目的を知っていなければなりません。

行っている社会交流の目的に沿って交流する技能です★12。本題に入る前にちょっとした世間話をしたり, 通りかかった人に挨拶したりすることは, この技能が高いことを示します。

本題に入る前の世間話が長すぎたり, 通りかかった人と長話をしたりすることは, 目的に沿う技能が低いことを示します。

不適切な質問や意見を言うことで, 本来の目的に達することができなかったり, 社会交流を中断したりする場合には, この技能が低いことになります。

本来の目的とは異なる話題を持ち込む場合は, 目的に沿う技能が低いだけでなく, 話題を移行する技能も低いことになります。不必要な質問を繰り返す場合は, 質問する技能も低いといえます。

問題が起きるのを防ぐ（アコモデーツ, Accommodates）

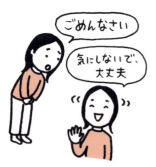

★13：問題が起きるのを防ぐ技能と, 問題を繰り返さない技能は, プロセス技能にもあります。どちらも他の技能項目との関連で評価します。

社会交流の問題が起こらないように自分のやりかたを変える技能です。適切に謝ったり, 断ったり, 社会交流に必要な援助を求めることも, この技能の高さを示します。

社会交流には不必要な援助を求めたり, 叫ぶなど不適切な方法で援助を求めたりすることは, この技能が低いといえます。

口の中に食べ物がある状態で話したり, 話している途中で口から食べ物が飛び出したりすることは, この技能の低さを示します。

ほかの社会交流技能の問題を観察したということは, 問題が起こらないようなやりかたができなかった結果ということになるので, 問題が起きるのを防ぐ技能も低いといえます★13。

問題を繰り返さない（ベネフィッツ, Benefits）

社会交流の問題が繰り返し起こったり, ひとつの問題を続けたり

しない技能です。

社会交流技能の問題が1回は起こったとしても，2回目には問題が起こらなければ，問題を繰り返さない技能は高いといえます。

繰り返し同じ社会交流技能の問題を示したら，問題を繰り返さない技能が低いといえます。社会交流中，ずっと同じ問題が続いた場合も，問題を繰り返さない技能が低いことになります。

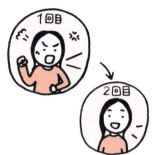

3 作業療法士に必要な社会交流技能

前述の27の社会交流技能は，普遍的技能[★14]なので，どの場面でも，どの課題でも，相手が誰でも，使われる技能です。作業療法士の社会交流技能が高ければ，クライエントとの協働がうまくいくでしょう。つまり，クライエント中心の作業療法を行うためには，作業療法士自身が，高い社会交流技能を習得する必要があるのです。

作業療法では，治療的自己の使用（therapeutic use of self）ということが以前からいわれてきました[4]。そのためには他者との交流において作業療法士自身がどのような特徴を持っているかを自覚することが役立ちます。声が大きく，相手に近づきすぎる傾向のある人は，無意識に場面を支配してしまい，相手にプレッシャーをかけることになるかもしれません。発言することが少なく，相手の言葉を理解しようと努力し，相手からの提案を受け入れて，その場の空気を悪くしないように配慮する傾向のある人は，表面的な交流しかできないかもしれません。

作業療法では，協働関係の構築が基本となります。クライエントと作業療法士は，お互いが考えを言い合い，行動して，その結果を吟味して，次の計画へと進んでいく必要があります。このプロセスは，対話を中心とした充実した社会交流の継続といえます[★15]。

社会交流技能の視点を使って，自己評価をしてみましょう。そして，強みと弱みを特定してみましょう。強みを活かし，弱みを補う方法を考えてみましょう。

★14：普遍的技能（universal skills）は，どの課題でも共通にみられる技能であるのに対して，課題特異的技能（specific skills）は，ある課題を完了するために必要とされる技能があります。

★15：作業療法士は，多様なクライエントと多様な場面で協働する必要があります。筆者は10年前から即興劇のひとつであるプレイバックシアターを学んでいます。シアターゲームともよばれるさまざまなエクササイズが社会交流技能を高めるトレーニングになると考えています。

4 ESIの実施手順

社会交流技能項目を使って，社会交流場面を分析することもできますが，標準化された評価法であるESI[★16]を使えば，AMPSやスクールAMPSと同様に，社会交流の測定値を算出することができます。

★16：ESI講習会は3日間で行われます。日本では2011年から11回開催されました。2024年5月現在，ESI講習会もAMPS講習会と同様に停止しています。社会交流技能項目の視点でインフォーマルな評価をすることができます。

表 3-2　社会交流技能の採点基準

4	成熟した社会交流。丁寧で，相手を尊重し，タイミングよく，社会的に適切である
3	成熟した社会交流かどうか疑問がある。不作法さ，失礼さ，タイミングの悪さがあるかもしれない
2	明らかな社会交流の問題がある。未熟さ，不作法さ，失礼さ，タイミングの悪さ，社会的に不適切である遂行の遅れ，努力の増大などに問題がある
1	受け入れ難い社会交流の問題がある。未熟さ，無作法さ，失礼さ，タイミングの悪さがあり，社会交流の著しい遅れや中断がある

　実施手順は，AMPS とほぼ同じです。ESI においても，最低 2 つの社会交流課題を観察します。2 つの社会交流課題は，種類（**表 3-1**）が異なるか，交流相手が異なる必要があります。また，AMPS と同様に，適度に難しい課題を観察する必要があります。簡単すぎる課題を観察しても，どの技能に問題があるかがわからないし，正しい測定値を出すことができません。

　2 つの課題は，続けて観察することができます。授業前におしゃべりをしている場面（世間話）と授業を受ける場面（情報収集）とか，診察で最近の状況を話す場面（情報共有）と治療方針の説明を受ける場面（情報収集）のように，2 課題を続けて観察することができます。

　観察中のメモをたよりに，ESI マニュアルを参照しながら，スコアフォームに 4 段階で採点します[17]（**表 3-2**）。

> ★ 17：インフォーマルな社会交流の評価では，付録の表（⇒ 148 頁）を使って技能項目ごとに，「問題なし」，「軽度問題」，「中度問題」，「重度問題」にチェックを入れて，観察中のメモを頼りにコメントを記入します。

　採点が終わったら OTAP というソフトウェアに入力します。

　出力される ESI 結果レポートでは，有能な社会交流ができるレベルを示すカットオフ値と，健康な同年代の人の平均値と 2 標準偏差の範囲が示されます。カットオフ値は，ESI を実施した人々からのデータにより計算された値で，1 点です。

　ESI の測定値は，AMPS やスクール AMPS と同様に多面型ラッシュ分析という手法で計算されているので，評価者が違っても，観察課題が違っても，測定値を比較することができます。

5　社会交流を改善する作業療法

　28 歳の小柄な女性のヒロさんはダウン症です。ほとんど話をせず（はっきり話す，滑らかに話す，合った言葉を使う），他者からの誘いには首を振って拒否します（反対の意思を示す）。ヒロさんに関わる職員は，幼児に話すように「ヒロちゃん」と話しかけ（合った言葉を使う），「でき

るよ，がんばって」と声をかけます（交流しやすくする）。しかし，状況は全く変わりません。作業療法士は，ヒロさんがトランポリンをしていたことや，好きな歌手がいることを知っていたので，ほぼ無理矢理にトランポリンのある場所に連れていきました。そして，スマホで好きな歌手の動画を流しました。ヒロさんはスマホの画面を指さし（ジェスチャーを使う），私の顔を見ました（目を合わせる）。私の差し出した手を握って立ち上がり（返答する），一緒にトランポリンで飛びました。これは周囲の人の関わりかた，つまり社会的環境を変える代償モデルによる介入です。

　職員は，ヒロさんに自信を持ってほしくて，幼児言葉を使ったり励ましたりしていたそうです。自信がないからほとんど話さず，何ごとにも拒否の態度を示すという前提に私は賛成する根拠を見出せませんでした。私は，他者が自分に関わることを求めて拒否をしているのではないかと仮説を立てました。そして，「大好き」と言いながら抱きつくようにして（触れる），トランポリンの場所まで行きました。ヒロさんは，抵抗して私の手を振り払おうとしました。私が「痛い」と言うと，抵抗をやめて少し笑いました。私がまた「大好き」と言って抱きつくと，抵抗が弱まりました。私はこれを「ハグハグ作戦」と呼び，職員や家族に紹介しました。

　ヒロさんが話さず，動かなくなったのは，家族に介護が必要な人がいるために，母親がヒロさんにあまり関わらなくなった時期と一致していました。その時期が続いて，ヒロさんはそれまで自立していたセルフケアができなくなり，作業所へも行かなくなり，相談された医師が作業療法士を紹介したのでした。

　65歳の失語症のヨシさんは，はっきり，滑らかに，合った言葉で話すことはできますが，相手の言葉を「何？」と聞き返す（明確にする）ことが多くあります。聴覚理解が低下しているのです。スマホのメールやラインは使いこなしています。そこで，作業療法士はスマホの描画アプリを紹介しました。相手に文字を書いてもらうことで社会交流が円滑に進むと考えたからです。作業療法では，インターネット検索，写真編集なども練習しました。これは，ヨシさんの失語症の症状を改善することなく，スマホという道具を使って社会交流を改善する介入なので，代償モデルですが，アプリを使いこなすためには繰り返し練習する必要があるので，習得モデルも使ったことになります。

文献

1) Fisher AG & Griswold LA：The Evaluation of Social Interaction, 3rd ed. Three Star Press, Fort Collins, 2015
2) Fisher AG & Griswold LA：Performance skills：Implementing performance analyses to evaluate quality of occupational performance. In：Schell BAB & Gillen G（eds）：Willard & Spackman's Occupational Therapy, 13th ed, pp335-350, Lippincott Williams & Wilkins, Philadelphia, 2019
3) Griswold LA & Simmons CD：Social interaction and occupational performance. In：Schell BAB & Gillen G（eds）：Willard & Spackman's Occupational Therapy, 13th ed, pp979-991, Lippincott Williams & Wilkins, Philadelphia, 2019
4) Pablo CGH & Muñoz JP：Therapeutic relationships and person-centered collaboration：Applying the Intentional Relationship Model. In：Gillen G & Brown C（eds）：Willard & Spackman's Occupational Therapy, 14th ed, pp468-480, Wolters Kluwer, Philadelphia, 2023

第 **4** 章

旅は道連れ世は情け

作業療法の流れ

作業療法の進めかたには特徴があります。クライエントの健康や幸福を促進する作業をみつけてから、介入する場合もありますが、他の人が参加しているプログラムに入ることで、自分に合った作業がみつかる場合もあります。

しっかりした計画による介入の後で成果が出る場合もあれば、評価しただけで成果が出る場合もあります。COPMでクライエントが自分の作業に気がつき、やってみたらできたということもあります。作業療法のプロセスは、順不同であったり、行きつ戻りつする特徴を持っています。

1 作業療法プロセスを説明する理論

作業療法プロセスを説明する理論があります（表4-1）。

1 作業療法介入プロセスモデル

作業療法介入プロセスモデル（Occupational Therapy Intervention Process Model；OTIPM、オティプム）は、第2章と第3章で紹介したAMPSやESIを開発したフィッシャーが考案したモデルで、1998年から数度の改定を経て、最新版は2019年に発表されました[1,2]。クライエントの作業を観察するという遂行分析[★1]を作業療法プロセスに取り入れることにより、クライエント中心の作業中心の真のトップダウンアプローチが実現するとしています。さらに、プロセス全体を通して、クライエントと作業療法士が協働することで、信頼関係を形成し続けていきます。

OTIPMのもう1つの特徴は、4種類の介入モデルを示している点です（表4-2）[1,2,5]。OTIPMの回復モデルには、セラピストが関節を動かすような徒手的エクササイズや、棒やゴムバンドを使った体操や、積み木や輪投げを使った反復活動を含みません。作業療法として行われる正式な介入ではないからです。

OTIPMの教育モデルは、集団を対象としたプログラムです。

2019年に改定されたOTIPMには、作業療法士の観察（遂行分析）の結果とクライエントの認識の一致度[★2]を、評価と再評価で確認する段階が追加されました。これは、クライエントが自分の作業遂行の問題に気づいていれば、その問題に介入しやすいからです。

作業療法士の観察結果とクライエントの認識の一致度を測定する標準化された評価法としてACQ-OP（Assessment of Compared Qualities-

★1：遂行分析とは、クライエントが自身の生活に関連する作業を遂行する場面を観察して、評価する方法です[3,4]。AMPSやESIは、遂行分析の標準化された評価法です。

★2：実際にはできないことを、「できる、問題ない」と言うクライエントがいて、現実検討能力や自己洞察力が低いとか、認知の歪みなどとされてきました。OTIPMでは、障害認識の違いよりも、一致があるかどうかに着目します。

表 4-1　作業療法プロセスを説明する主な理論の概略

	作業療法介入プロセスモデル（OTIPM，2019）	作業療法実践枠組み（OTPF，2020）のプロセス	コアップアプローチ（CO-OP，2003）
評価	初期情報の収集（クライエントの作業と文脈の理解） 遂行分析（遂行の質の観察，クライエントの視点と観察結果の一致度） 評価の完了（遂行分析の結果の統合，作業の目標の確定，作業が困難な理由の推測）	作業プロフィール 作業遂行分析 評価プロセスの統合（目標設定と成果指標選択を含む）	コアップの説明 作業の特定 作業目標の設定 作業遂行の観察 問題の特定
介入	モデルの選択，計画，介入 ●代償モデルによる適応作業 ●教育モデルによる教育プログラム ●習得モデルによる遂行技能の習得 ●回復モデルによる心身機能の回復	介入計画 介入の実行（選択と実行，経過確認） 介入の確認（計画の見直し）	クライエントが計画，実行，確認を行うような質問を継続
再評価	再評価と結果の確認（変化の確認） ●遂行の質 ●クライエントの視点と観察結果との一致度 ●クライエントの満足 ●クライエントの参加レベル	成果 ●成果指標の選択 ●成果指標の使用	作業遂行の遂行と満足

表 4-2　OTIPM の介入で使われるモデル

	代償モデル	習得モデル	回復モデル	教育モデル
概要	心身機能が向上しなくてもできるようにする介入	特定の作業で行われる遂行技能が向上するように練習する介入	心身機能の回復や発達を促すような作業をする介入 注：徒手療法，反復動作練習は含まない	作業の問題を共有する集団に対して行う教育プログラム
例	●便利な道具を使う ●環境を調整する ●介助者教育をする	●紐結びの練習を繰り返す ●合図を決めて，その合図を手がかりに行う練習をする	●興味のある勉強をして認知機能を高める ●趣味の園芸をして身体機能を高める	●自助具や環境調整の研修会 ●社会資源の活用法の情報提供

Occupational Performance）と ACQ-SI（Assessment of Compared Qualities-Social Interaction）があります。ACQ-OP は，AMPS を観察した後で，ACQ-SI は，ESI を使った遂行観察の後で，クライエントに質問して，観察結果との違いに基づいて採点します[6]。

2　作業療法実践枠組み

　アメリカ作業療法協会は，作業療法を明確に説明するために，1970 年代に用語集を作成しましたが，作業療法用語を説明するだけでは不十分だと考えて，2002 年から領域とプロセスを説明する作業療法実践枠組み（Occupational Therapy Practice Framework；OTPF）を発表しました[7]。副題を，領域とプロセス（Domain and Process）としてい

表 4-3　作業療法実践枠組みの概要

作業との結びつきを通して，生活（人生）における健康，幸福，参加を達成する	
領域	プロセス
・**作業**：ADL，IADL，健康管理，休息と睡眠，教育，仕事，遊び，レジャー，社会参加 ・**背景**：環境的要因，個人的要因 ・**遂行パターン**：習慣，日課，役割，スピリチュアル ・**遂行技能**：運動技能，プロセス技能，社会交流技能 ・**クライエント要因**：価値観・信念・スピリチュアリティ，心身機能，身体構造	**評価**：作業プロフィール，作業遂行の分析，評価プロセスの統合 **介入**：介入計画，介入の実行，介入の確認 **成果**

ます。作業療法の説明には，何に関わるかということ（領域）と，どのような流れで行うか（プロセス）を含む必要があると考えているのです。

OTPF は，2008 年と 2014 年に改定され，2020 年に第 4 版が発表されました[4]。第 4 版では，作業科学が明確に記載され，集団や地域をクライエントとした場合の記述が増え，健康管理が作業の一分野として追加され，サービス終了の判断の際にクライエントの声を聞くことが明記されました。OTPF は，時代の変化を反映し，より一層作業中心，クライエント中心になっています。概要を**表 4-3** に示しました。

> ★3：コアップ講習会では，2 日間で概要を理解した後，6 か月後にコアップアプローチの実践報告をします。毎年 1 回程度の開催を予定しています。

> ★4：コアップ（CO-OP）は 3 つの中心原理で成り立っています。
> 1）クライエント中心：アプローチ全体を通してクライエント中心に進める
> 2）遂行ベース：実際に作業遂行の練習をする
> 3）問題解決：クライエント自身でストラテジーを使用し問題を解決する

> ★5：クライエントのできるようになりたい作業を練習するという介入はトップダウンアプローチです。

3　コアップアプローチ

コアップ（Cognitive Orientation to daily Occupational Performance：CO-OP）アプローチ★3 は，クライエント中心の作業療法，つまり協働関係を基盤とするプロセスです[8,9]★4。心身機能障害の軽減に長年取り組んできても成果がなかったという過去の経験から，もっと効果的なアプローチはないかと探しあてた方法がコアップです。手の器用さを改善しようと，ビーズに糸を通す活動をしても，お箸をうまく使えるようにはなりません。お箸をうまく使えるようになるためには，お箸を使う練習をする★5 必要があります。

最新の学習理論から，作業遂行をうまく行うにはその作業特有の技能が必要だということがわかっています。学習には，4 種類の方法があります。(1) ほかの人が行っているのを見て，真似をする観察学習，(2) とりあえずやってみて，失敗して，またやってみてという試行錯誤を通して学ぶトライ・アンド・エラー，(3) 指導者から手とり足とり教わる直接技能訓練，(4) 主体的問題解決学習で，最

表 4-4　コアップアプローチの特徴

1	クライエントが選んだ目標	クライエントの作業を決める（COPM） クライエントの作業遂行を観察して，作業療法士が 1〜10 で評定する（PQRS）
2	ダイナミック遂行分析	作業療法士は遂行を観察しながら，クライエントは遂行しながら，うまくできない理由，修正すべき点を考える
3	認知ストラテジーの使用	グローバルストラテジー（目標ー計画ー実行ー確認）を使う，領域特異的ストラテジー（課題ごとに違うやりかた）を使う
4	ガイドされた発見	セラピストはクライエント自身が，問題や解決策を発見するような質問を行う。一度に 1 つずつ，効果的な質問，クライエントコーチング，わかりやすさ，同期というコツがある
5	可能化の原理	楽しく行う，学習の促進，自立志向，般化と転移の促進
6	重要な他者の参加	家族，先生，介護者などが，スキル習得，ストラテジー使用，般化と転移をサポートする
7	介入の形態	準備，習得，検証の 3 段階として構造化されている

近よく聞くアクティブ・ラーニングです。自分自身で問題に気づき，解決策をみつけて，やってみてできるようになっていくのです。

　コアップは，クライエントが主体的に問題解決しながら作業遂行ができるようになっていくのを手助けするアプローチです。クライエントの主体的問題解決を手助けするために，作業療法士は，注意深い遂行分析と効果的な質問をします。

　コアップの特徴を**表 4-4** に示しました。

　作業療法士とクライエントは，達成したい作業遂行の目標を具体的に決めたら，実際にやってみます。作業療法士は，クライエントの遂行を分析して，どこに引っかかりがあるかをみつけます。このとき，クライエントも自分の作業遂行がどうしてうまくいかないかを分析することができます。これをダイナミック遂行分析[6]と呼びます。

★6：作業遂行がうまくできない原因を分析する際は「人ー環境ー作業」の枠組みを用います。

　お箸を上手に使えるようになりたいクライエントの遂行を観察する場面です。

😀 お箸からご飯が落ちちゃうのは，どうしてだと思う？[7]

😟 お箸が動くから

😀 お箸が動くの？

😟 そう

😀 おかずを食べてみる？　どのおかずにする？

😟 卵焼き

😀 どの卵焼きをとるほうが簡単そう？

★7：作業療法士はクライエントに教えるのではなく質問します（Ask don't tell）。

👧 真ん中はふわふわしてるから，端のほうがいいかも

👩 柔らかいところより硬いところのほうがよさそうということね

👧 （卵焼きの端をお箸でつまむ）　　できた！

👩 ご飯と卵焼き，お箸でとるとき，何が違った？

👧 お箸の向き

👩 お箸の向きがどうなった？

👧 並行，食べ物と並行にすればいい！

　クライエントは作業遂行が成功するための計画を立てて，実行して，確認します。つまり，できるようになりたい作業遂行（目標）を決めた後，どのように行うかを決めてやってみて結果を判断すること（計画，実行，確認）を繰り返すのです。この目標―計画―実行―確認というプロセスを経て学習する方法を，コアップではグローバルストラテジーと呼びます。作業療法士は，作業遂行の改善にはグローバルストラテジーを使うことが有効だということを，クライエントや重要な他者に教えます。グローバルストラテジーを使えば，作業療法場面以外でもできる[★8]ようになるし，違う課題でもできる[★9]ようになります。

　それぞれの作業遂行には，特有の成功の秘訣があります。お箸の使用には，「食べやすい物からつまむ」，「食べ物とお箸の向きをそろえる」などです。これを領域特異的ストラテジーといいます。

　作業療法士は，クライエントが計画を思いつきやすいような質問をします。これを，ガイドされた発見と呼びます。作業療法士は，クライエントが発見した方法を，タイミングよく言葉にするなどして強化します。

　ダイナミック遂行分析，ストラテジーの使用，ガイドされた発見は，コアップアプローチのなかで，繰り返し行われます。

　コアップは，発達性協調障害という不器用な子どもたちの作業遂行を改善するために開発されたもので，親や先生もコアップのプロセスに参加します。子どもは，作業療法室以外でも，親や先生と一緒に，計画―実行―確認を繰り返して，作業遂行を上手にできるようになります[★10]。現在は，脳性麻痺，脳卒中，頭部外傷など，多様な疾患や障害のあるクライエントの作業遂行を改善する方法として，コアップアプローチの有効性を示す研究エビデンスが報告され続けています[★11]。

[★8]：場所が変わってもできることを，般化(generalization)といいます。

[★9]：違う課題にも応用できることを，転移（transfer）といいます。

[★10]：CO-OP は作業焦点，作業基盤の実践といえます。

[★11]：CO-OP に関する情報は，International Cognitive Approaches Network（ICAN）のサイト（https://www.icancoop.org/）に掲載されています。

表 4-5　作業療法教育を受けた人が持つべき知識と技能

人ー環境ー作業の関係と，健康・幸福・人権との関係	クライエントの健康と幸福，さらに人権が守られ行使できるようになるためには，人と環境と作業は切り離せないと理解して，ここに関わる知識と技能が求められる
治療的および専門的人間関係	作業療法は，クライエントと作業療法士の協働で行われるので，優れた対人関係技能が求められる。関係機関との調整においても良好な人間関係を構築する必要がある
作業療法プロセス	評価，介入，再評価・成果という流れが，一方向的でないことを理解し，柔軟に作業療法を進める必要がある
専門的リーズニングと行動	作業療法士の行動には，作業療法独自の専門的思考があるので，作業療法士は自身の行動の理由を説明できなければならない
専門的実践の文脈	世界各地で行われている作業療法のありかたは，文化や政治，地理的条件などの影響を受けることを理解して対処する必要がある
最良の実践を確保するエビデンスの応用	日進月歩の研究成果を知り，作業療法実践に活かすことが求められる。時代遅れのサービスを容認する人はいない。自らの実践を批判的に評価し，エビデンスに基づいて行動する必要がある

（World Federation of Occupational Therapists：Minimum standards for the education of occupational therapists. revised 2016 より）

4　作業療法教育における作業療法プロセスの位置づけ

　作業療法プロセスを重視することは，世界作業療法士連盟の教育最低基準にも示されています[10]。作業療法プロセスについての知識と技能は，作業療法教育を受けた人が習得すべき能力の1つとして位置づけられています（**表 4-5**）。

　作業療法プロセスを説明する3つのモデル（**表 4-1**）には，評価，介入，再評価という3区分を適用することができますが，境界は曖昧で，行ったり来たりします。評価をしながら目標を決めていったり，介入しながら評価に戻ったり，目標を変更したり，途中で作業療法以外のサービスを紹介したりします。

　再評価で介入の成果がわかります。作業療法の評価は，標準値と比べて高いか低いか，正常か異常かを判断するものではありません[★12]。

　COPMでクライエントの作業の遂行度と満足度を数値で示すのは，再評価で比べるためです。COPMの数値は他の人と比べるためのものではありません。一人の人のある時点と別の時点，つまり介入の前後で比較するための数値です。

★12：体温や血圧，血液や尿からデータを得る検査は，正常値の範囲が決まっていますが，作業の評価に正常値はありません。作業は多様で遂行方法も満足の基準も人によって異なります。

2　中心にあるのは作業

　作業療法を進めるうえで，作業の理解は重要です。作業療法士は，

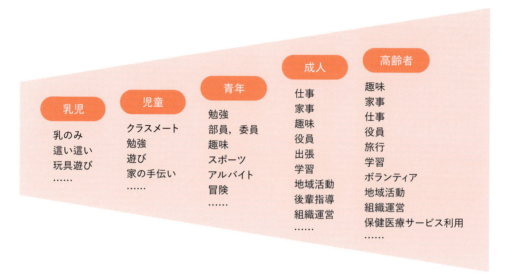

図 4-1　人生の時期による活動の例

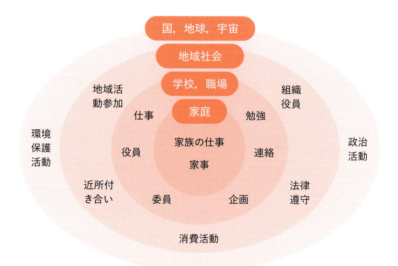

図 4-2　場所による活動の例

作業と健康・幸福との関係をしっかり理解する必要があります[10]。さらに、作業を行う人と行われる環境も同時に考慮する必要があります（表4-5）。クライエントの健康を回復させたり、幸福にしたりする作業は人によって違うし、人生の時期によっても違います。

　年齢に応じて、一般的に行われる活動は変わります（図4-1）。場所によっても、よく行われる活動があります（図4-2）。

　時代や文化によっても活動は変わります。コンピュータやインターネットの普及により、買い物も勉強も社会活動も、場所を選ば

ずにできるようになりました。スポーツやゲームなど遊びや趣味だった活動が，仕事としてお金や名声を得ることができるようになりました。

　こうした活動が，クライエントにとって意味を持つなら，作業になります。そしてクライエントは作業を行うことで，成長し，社会のなかでの地位を得る★13 ことになります[11,12]。

　COPM は，作業を発見するための方法の 1 つです。クライエントは，作業療法士にしたいことやする必要のあることを聞かれたら，自分の作業を具体的に思い浮かべます。台所に立つ自分をイメージするとき，一人暮らしの学生は，目玉焼きが浮かぶかもしれないし，料理に自信のある人は，だし巻き卵が思い浮かぶかもしれません。

　作業療法士の質問に，クライエントが「勉強」と答えたとしても，受験のための勉強と，大好きな植物のことを深く知るための勉強とでは，クライエントにとっての意味が違います。活動名を聞いただけでは，クライエントの作業をイメージすることはできません。COPM という評価法を使って，作業療法士はクライエントと対話しながら，クライエントの作業についての理解を深めていくのです。

　クライエントの作業について話すとき，作業療法士の関心は作業に向かいます。作業中心の実践には，作業焦点と作業基盤という 2 種類があります[13]。

　クライエントの作業について知り，その作業に変化を起こそうと，作業から視点をずらさないことが，作業に焦点を当てた実践★14 になります。

　実際にクライエントの作業を観察することにより，道具の使いかたや手順がわかります。クライエントが実生活で作業を楽に，効率よく，安全に，自立してできるように介入することができれば，作業療法が成功したといえます。クライエントが作業を行うことを，作業を基盤とした実践★15 といいます。

　日本を含め，世界の作業療法士たちの関心が作業に集まってきています[14,15]。クライエントの作業を考える理論を 2 つ紹介します。

1　作業のトランザクショナルモデル

　フィッシャー[1] は，2019 年に OTIPM 改訂版と同時に作業を理解するためのモデルを発表しました（表4-6）。作業療法理論の図のなかで，作業を中心に置いた初めてのモデルです。

　作業のトランザクショナルな性質は，人―環境―作業モデル[16] で

★13：オーストラリアの作業療法士，アン・ウィルコックは，Doing から Being，Becoming，Belonging が生じると考えました。さらに Doing を通してより公正な社会へと変革することができるという作業的公正（occupational justice）を目指す取り組みにつながっています。

★14：作業焦点（occupation-focused）の実践は，COPM によって始まります。クライエントの作業について情報を得たり，作業をできるように環境調整したりすることは，作業焦点ではありますが，作業基盤ではありません。クライエントは作業を行っていないからです。

★15：作業基盤（occupation-based）の実践は，AMPS の技能項目を使った遂行分析や，CO-OP で使われるダイナミック遂行分析を行うことです。特に CO-OP は全体を通して作業基盤の実践になります。

表4-6　作業と影響を与え合う要素（作業のトランザクショナルモデルより）

作業	作業に影響を与え合う要素	
作業遂行 ● 身体的努力性，効率性，安全性，自立性の観点から観察する遂行の質 作業経験 ● クライエント自身の主観 参加 （作業エンゲージメント） ● 社会における参加のレベル	地理政治的要素	地理的・政治的特徴，経済状況や歴史，社会の構造
	物理的環境要素	場所，作業遂行に必要な道具や材料
	社会的環境要素	家族，友人など関連する人々
	クライエント要素	身体，認知，心理社会的能力，日常習慣や役割，信念や価値観
	課題要素	したい，する必要がある，することを期待されている課題とその課題に必要となる場所，道具，材料
	時間的要素	作業歴，現在の日課における作業，作業を行う頻度やパターン
	社会文化的要素	所属する社会の規則や生活様式，文化的信念や価値観

も指摘されていました。トランザクションとは，要素が相互に浸透し合う様子を表します。人と環境と作業をそれぞれ別々に詳しく調べても，どのような作業遂行になるかはわかりません。ひとたび作業遂行が行われたなら，人は以前の人とは少し変わるでしょうし，環境も変わるし，作業も変わります。浸透し合った結果生まれたものを，浸透する前に戻すことはできないのです。

作業のトランザクショナルモデルは，人をクライエント要素と時間的要素に分けて考え，環境を地理政治的，物理的環境，社会的環境，社会文化的要素として考え，作業を課題的要素として考えていると，大まかに理解することができます。

作業には，作業遂行（どのように行うか），作業経験（本人の主観），作業参加（なぜ行うかなど，作業エンゲージメント）が含まれます。

2　作業参加のカナダモデル

2022年にカナダ作業療法士協会は，以前に発表したモデルの進化形として作業参加のカナダモデル（Canadian Model of Occupational Participation；CanMOP）を発表しました[17]。作業参加[★16]は，意味のある関係性と状況のなかで価値ある作業にアクセスし，開始し，継続することと定義されています。

参加する作業には，歴史や人間関係からもたらされる意味と目的[★17]があり，作業参加が実現する可能性は状況[★18]に左右されます。状況は，ミクロ，メゾ，マクロという3つのレベルで考えることができます。

★16：作業参加の定義の原語は，「having access to, initiating, and sustaining valued occupations with in meaningful relationships and contexts」です。

★17：ここでの目的は purpose です。日常生活活動自立の目的は，愛する家族に介護負担を強いることを避けるためかもしれません。あるいは，クライエント自身が持つ障害者に対する差別意識が自分に向かうことを避けるためかもしれません。

★18：状況は contexts の訳です。物理的環境だけではなく，社会的，政治的，経済的，文化的，時間的などさまざまな背景が含まれます。

CanMOP を使って事例を考えてみました。

アイビさんは 92 歳の女性で，日中は仕事に出ている娘と同居しています。20 年前に交通事故で両大腿骨を骨折して歩行器を使って移動していました。1 年前から背中の痛みを訴え，車椅子を使うことが増えました。受診すると腰椎の圧迫骨折の跡がありました。医師は「年だから仕かたがない，90 代にしては元気だ」と言いました。週 2 回の訪問リハビリテーションが始まりました。アイビさんは話し好きなので，訪問するセラピストの子どもの話を聞き，自分の娘が子どもの頃の話を持ち出してアドバイスをして楽しそうです。

アイビさんの娘は，不活動による筋力低下を食い止め，再び歩行器を使って歩けるようになってほしいと思っていましたが，アイビさんの楽しそうな様子をみると，このまま少しずつ機能が低下するのを受け入れようと思い始めました。

アイビさんは幼い頃から身体が弱く，他者からの支援を受けてきたという歴史があります。また長女であったことから弟や妹の面倒をみたり，近所に住む障害者の手伝いをしたりすることもありました。アイビさんにとって，基本動作レベルの向上はあまり意味がないし，寝返りや起き上がりの自立は価値ある目的ではないのです。

アイビさんの家は玄関まで段差があり，訪問者が来ても車椅子を使用しているアイビさんは，自分でドアを開けることができません。これはミクロレベルの問題で，アイビさんの歩行能力が改善すれば解決できますが，それは望めません。

アイビさんと娘は，訪問する可能性の高い人たちに合鍵を渡すことにしました。将来的には玄関までの段差をなくして，車椅子で動き回れる範囲を広げようと考えています。これはメゾレベルで作業参加の可能性を高めることになります。

マクロレベルで作業参加の可能性を高める方法として，話し好きなのに，他者と出会うことが制限されている高齢者や障害者がインターネットを使えるような制度やプログラムが考えられます。

CanMOP は，これまでの作業を考えるモデルよりも，時間的にも空間的にも広い視野を提供します。

3　行動の背景となる理論

どの理論を使うかによって，何に着目するか，なぜそのような行動をするかが異なります。医学モデル[19] では，標準的な人間の構造や機能を正常とみなし，それとは異なる状態を異常と判断し，正

★ 19：医学（biomedical）モデルは，要素還元主義（Reductionism）の例です。全体は部分に分けることができ，1 つひとつの部分がうまく機能すれば，全体もうまく機能するという考えです。

常に近づけることを目指します。そのため評価では，尿や血液を調べたり，レントゲン写真を撮ったりして，細胞や臓器の異常をみつけ，正常化するように，薬を処方したり手術をしたりします。

一方，東洋医学では，調和が乱れることを病気ととらえます。脈や肌の状態は，心身全体の様子を反映していると考えるのです。そのため，心と身体を分けることなく全体[★20]の状態がよくなるように，呼吸法や瞑想などを行うのです。

日本では1960年代に，リハビリテーション医学の医療技術の1つとして作業療法が導入されました。医学モデルにおける作業療法は，薬のように作業を処方できると考えます。当時は世界的にも，治療理論を応用して，活動を治療的に使うことが作業療法の主流となっていました。

脳卒中片麻痺の人の機能を回復させるために，姿勢反射や筋緊張などを評価し，正常な運動を促通するテクニック[★21]が使われました。この背景となる理論は，神経発達学で，赤ちゃんが発達する順序に沿って中枢神経系が回復するという前提がありました。

グレン・ギレン（Glenn Gillen）は，世界の作業療法学生が使用している教科書[★22]の1963年出版の第3版と1971年出版の第4版を比較し，この時期に作業療法が本来の道を踏み外したと指摘しています[18]。本来の作業療法は，クライエントの生活のなかにある活動を行うものでした。しかし，病気が回復するか，心身機能障害が軽減すれば，日常の活動ができる[★23]という理論を受け入れた時代があったのです。

1980年代以降，人間作業モデルやカナダ作業療法士協会のモデルなど，作業療法を説明する理論が次々と発表されるようになりました。作業を探求する新しい学問も誕生し作業科学と名付けられました[12]。作業療法士たちは心身機能ではなく，作業に着目するようになったのです。

脳の研究が進み，ある課題を練習すると，その課題を行うための神経回路ができることがわかりました。心身機能の改善が特定の課題の改善には直接つながらないことが研究で明らかになったのです。ある作業遂行をできるようになりたければ，その作業遂行を練習する必要があるのです。理論は研究による裏付けを得て，実践への適用が広がっていくのです。

コアップアプローチと理論との関連が説明されています（**表4-7**）[19]。バンデューラ（Bandura）は自己効力感の研究で有名な心理学者，マイケンバウム（Meichenbaum）は認知行動療法の1つである自

★20：まるごとの全体を理解しようという考えを，ホーリズム（Holism）といいます。

★21：現在も治療理論を応用した介入は行われていますが，作業療法の目的は心身機能の正常化ではなく，クライエントの作業の可能化です。

★22：「Willard & Spackman's Occupational Therapy」は作業療法士によって執筆された最初の作業療法教科書で1947年の初版から改訂が続き，2023年に第14版が出版されています。

★23：心身機能の改善によりクライエントの作業ができると考えて，心身機能改善に取り組むことを，ボトムアップアプローチといいます。

表 4-7　コアップアプローチを支える理論

コアップアプローチ の特徴	関連する理論や考え
クライエントが目標 を選ぶ	クライエントと協働で行うことが，結び付きを強め満足を高め意味あるものになる（クライエント中心，協働関係） 運動は目標との関連で組織化される（ダイナミックシステム理論） 目標設定は問題解決の第一歩（Meichenbaum） 目標設定はエンパワメントとコミットメントと遂行を拡大する（Bandura）
セラピストがクライ エントの発見をガイ ドする	自分で考えることを奨励すると，エラーに気づく（Meichenbaum） 経験ある他者による足場作りは認知発達を促進する（Vygotsky） 学習には環境刺激を選び構造化するための大人の解釈が必要である（Feuerstein） モデル化された行動の組織化と練習により学習が達成される（Bandura） 反応を引き出す刺激を提示することで学習が生じる（行動理論）
クライエントが行い 練習を重ねる	行動のフィードバックにより最良の方法を発見し学習する（運動学習理論，運動コントロール理論）

〔Cohn ES & Coster WJ：Examining how theory guides practice. In：Gillen G & Brown C（eds）：Willard & Spackman's Occupational Therapy, 14th ed, pp536-554, Wolters Kluwer, Philadelphia, 2023 を参考に作成〕

己教示訓練を提唱した心理学者，フォイヤーシュタイン（Feuerstein）は学習者の考える力を伸ばす方法（媒介学習体験）を考えた心理学者です。

　運動コントロールや運動学習の理論もいろいろあります。運動を刺激に対する反応として理解する反射理論，高いレベルの運動は低いレベルの運動を司ると考える階層理論，外的な力と内的な力があり多くの変数があるなかで自己組織化が行われると考えるシステム理論などです。コアップでも使われる運動学習の3段階モデルでは，まず必要な知識を得て（認知），実際に運動を行うなかで試行錯誤しながら上達し（統合），考えなくても自然にできるようになる（自動化）と考えます[20]★24。

　運動学習を促進するフィードバックの仕かたもいろいろあります。クライエントが遂行中にエラーに気がつけば，その現象からフィードバックを得たといえます。セラピストがフィードバックする際には，遂行の途中で言うか，エラーが起こった直後に言うか，全体の遂行が終了した後に言うかを選ぶことができます[20]。遂行がうまくいっていることを強化するような声かけもあるし，注意を促す声かけもあります。

　作業遂行を改善するために，運動学習に関するさまざまな理論を活用することができます。

　心身機能障害があるクライエントは，新しい作業のやりかたを学習する必要があります。作業療法で使われる主な学習理論を**表 4-8**

★24：本書の第2章と第3章で紹介する遂行分析においても，作業療法士は，まず技能項目を理解し，実際に他者の遂行を観察と照らし合わせることで，意識しなくても技能項目の観点を使った観察評価を行うことができるようになります。

表 4-8　作業療法で使われる主な学習理論

理論	主となる考え
行動理論	・学習は観察可能な行動に表れる ・報酬や褒め言葉により適切な行動が強化され，強化の差し控えや嫌悪刺激により不適切な行動が減る ・徐々に手がかりを減らす（フェイディング），部分ごとに強化しながら全体の行動をできるようにする（チェインニング）などのテクニックを使う
社会認知理論	・他者を観察することで学習が生じる。学習は学習者の内的プロセスである ・学習の進行とともにモチベーションが高まる
構成主義理論	・学習者は，能動的参加による経験から得られた新しい情報を，以前の情報と統合する。そのプロセスで批判的思考と問題解決能力が高まる ・自分にとって意味深い情報を求めるようになり，学習のモチベーションが高まる
モチベーション理論	・変化は，学習者の内面から生じ，学習者が変化を望むほど，学習が進む ・学習では，多理論統合モデルの 5 段階がみられる。明確に問題に気づく前（前思考）の段階から，自分の問題を考え（熟考），小さな行動変化を起こし（準備），本格的に行動を起こす決意をして取り組み（行動），もとに戻ることを防ぐ（維持）段階がある ・学習はスパイラルに進み，直線的ではない。逆戻りすることもある

〔Helfrich CF：Principle of learning and behavioral change. In：Gillen G & Brown C（eds）：Willard & Spackman's Occupational Therapy, 14th ed, pp667-682, Wolters Kluwer, Philadelphia, 2023 を参考に作成〕

に示しました[21]。

　作業療法において，クライエントのどの作業に，どのような変化を起こしたいかが明らかになれば，理論を参考に仮説を立てて実践し，結果を吟味していくことができます。変化を起こしたい介入前の状態を記録するときも，介入後に変化が起きたかどうかを確認するときにも，作業の評価を行う必要があります。

4　エビデンスに基づいた実践

　エビデンスに基づいた実践（evidence-based practice；EBP）は，世界作業療法士連盟の教育基準に 2016 年に追加されました[10]。EBP には 3 つの要素（現在の最良のエビデンス，治療環境，クライエントの価値観や状況）があり，臨床家の経験に応じて実行されます[22]。

　現在の最良のエビデンス，つまり研究成果を実践に活用するためには，知識，技能，時間が必要です。EBP の手順は，（1）回答可能な疑問の設定，（2）公開されている情報の収集，（3）その情報の吟味，（4）クライエントとのコミュニケーションにおける情報の使用とされています[22]★25。

　研究が示すエビデンスには，（1）クライエントの類似集団について知る，（2）効果的な介入を知る，（3）将来を予測するという 3 つタ

★ 25：作業療法士はクライエントと協働するときにエビデンスを使います。車の運転をしたいというクライエントに，運転能力に影響を与える要因を調べた研究結果を紹介したり，疾病の予後や効果的な治療法についての研究結果を共有したりして，目標や計画を相談しながら決めていきます。

表4-9　疑問とエビデンスのタイプ

			類似集団について	効果的な介入について	将来予測について
知り得る情報			● 類似の作業経験やニーズを持つクライエントについての情報 ● 適切な評価法についての情報	● クライエントと類似の集団に行った介入の内容と成果についての情報	● クライエントと類似の集団に将来起こりやすい状態や, それを左右する要因についての情報
研究デザイン	質的研究	疑問の例	● 日常生活で問題だと感じるのはどのような場面か	● 障害を克服するために役立った方法はどのようなものか	
	横断研究		● どんなサービスを利用しているか		● 新しい問題が生じているか ● フォローアップ研究で, 介入終了時の状態が維持されているか
	コホート研究		● 成果指標として, どんな評価法が使われているか	● 介入前と介入後の評価結果に差があるか	
	ランダム化比較試験			● 介入と無介入では成果に差があるか	● フォローアップ研究で, 介入終了時の状態が維持されているか

イプがあります[22]。研究目的に応じて研究デザインが決まるのと同様に, それぞれの疑問に答えるエビデンスのタイプも異なります（表4-9）。

　クライエントと類似する集団を対象とした質的研究や横断研究から, クライエントの潜在的問題や, 使われている評価法を知ることができます。多くの評価法が開発され続けているので, そのなかからクライエントの問題を示す適切な評価法を見出すことができれば, 介入前後の変化を評価結果として明確に示すことができます。

　介入効果を検証するコホート研究やランダム化比較試験から, 効果が報告されている介入を行うかどうかを検討することができます。その研究と同じ評価法を使えば, 研究結果と照合して, 効果の程度も確認することができます。

　フォローアップ時の横断研究や, 集団の経過を追ったコホート研究から, 将来予測される問題や, 介入で得られた成果が継続するかどうかを知ることができます。

　本書で紹介されている COPM, AMPS, ESI は, 作業遂行を評価する標準化された評価法で, 多くの研究で使用されています。研究と同じ評価法を使えば, 研究の対象者やその介入方法の結果と照らし合わせて理解することができます。

　遂行の質を評価するための「遂行の質評定スケール（Performance Quality Rating Scale；PQRS）」が開発されています。PQRS は, セラピ

ストがクライエントの遂行を観察して1〜10点で評定する方法で、コアップの介入前後で使用されています[9]。

COPMやPQRSを使えば、介入前後の変化を数値で示すことができ、介入効果がわかりやすくなります。日常の作業療法実践のエビデンスを残せるのです。

介入前後の変化を数値で示す方法はほかにもあります。偏食を改善したい人の場合には食べた食品の数、外出したい人の場合には、1週間に外出した回数、早起きの習慣をつけたい人の場合には、起床時間など、作業療法の成果を示す指標をみつけて記録することで、エビデンスを示すことができます。

エビデンスを証拠ととらえると、評価結果や数値だけでなく、写真や作品として残すこともできます[★26]。

人間には作業が必要、作業療法は効果があるという信念だけでは、クライエントやチームメンバーの理解を得ることはできません。多くの人が納得できるエビデンスを残す努力が必要です。

★26：作業遂行や作業参加が改善したことを示すエビデンスを特定し、示していく必要があります。1枚の写真、1回のイベント参加、1つの作品がクライエントの状態を豊かに物語ることがあります。

★27：リーズニング（reasoning）とは、行動の理由を説明していくことです。自分の行動の理由を考えるとき、自分が前提として使っている理論や思い込みに気づきます。「これで正しいのかな、ほかによい行動はないのか」と思ったとき、実際に行った自分の行動を振り返って理由を考えてみましょう。

★28：日常の作業療法実践と政治との関連が論じられています[25]。すべての人が作業を通して健康になり、成長し、幸福を感じることを重視する政策が行われれば、作業的不公正が軽減するでしょう。

---

5 リーズニング

作業療法実践のなかで、作業療法士はどこに着目して、どのように考えを進めているのでしょう[★27]。

作業療法士が何をどう考えるかによって、次にとる行動が違ってきます。なぜそのような行動をとったのかの理由を、リーズニングといいます[23]。作業療法士が使うリーズニングの種類を**表4-10**に示しました。

新人の作業療法士とエキスパートの作業療法士では、クリニカルリーズニングが異なります[23,24]。学生や新人の作業療法士は、考えてから行動します。一方、熟練した作業療法士は考えながら行動し、行動しながら考えます。学校で学習するのは、手続き的リーズニングが中心で、新人の作業療法士はそれがすべてだと思いがちです。ところが、熟練した作業療法士は、時と場合によって、さまざまなリーズニングを使い分けます。そしてクライエントの臨床症状と同じように、クライエントの思いや価値観、現実の状況における現在の位置など、あるときはクライエントの立場を理解し、あるときはクライエントを取り巻く広範な環境を分析し、今ここでのクライエントとのやりとりが、クライエントの人生の大きなストーリーの一部として意味を持つように、考え行動していくのです[★28]。

ある大学教授が脳卒中になった後に、幼い頃からの作業を語るな

表 4-10　作業療法におけるリーズニングの種類

種類	概要
科学的 （Scientific）	仮説を検証するなど，論理的，科学的思考を使うリーズニングで，エビデンスや理論的合理性のある意思決定を行う
診断的 （Diagnostic）	作業療法介入に必要な症状や状態の理由を探るリーズニングで，医学的知識を用いる
手続き的 （Procedural）	事前に決められた手続きに沿って行動するリーズニングで，科学的な場合もあるが，習慣に基づく場合もある
叙述的 （Narrative）	クライエントの語りから主観的経験を理解しようとするリーズニングで，過去から現在，未来に続くクライエントのライフストーリーの一部として作業療法場面を位置づける
実際的 （Pragmatic）	時間，道具，材料が不足する状況でも，そのときその場で利用できる資源を使って展開していくリーズニングで，理想的状況でなくても何とかやりくりする
倫理的 （Ethical）	倫理問題が存在する状況で，より正しい行動を考えるリーズニングで，可能な限り広い範囲，異なる立場からの意見を考慮する。倫理原則や倫理理論を使う
相互交流的 （Interactive）	クライエントと作業療法士が，それぞれ唯一無二の人間として交流していくリーズニングで，患者役割，治療者役割を演じる関係性とは異なる
状況（条件）的 （Conditional）	変化する状況や将来予想される可能性を考えて行動を決めるリーズニングで，状況に合わせて柔軟に対応する

〔Schell BAB & Benfield AM：Professional reasoning. In：Gillen G & Brown C（eds）：Willard & Spackman's Occupational Therapy, 14th ed, pp420-437, Wolters Kluwer, Philadelphia, 2023 を参考に作成〕

かで自分のストーリーのテーマを見出し，そのテーマを保ちながら障害者として排除されていると感じている現状を打開していく様子が報告されています[26]。これは，ストーリーテリングとストーリーメイキングというリーズニングです。クライエントは，自分のストーリーを語り，作業療法士や周囲の人々とともに現在と未来の自分のストーリーを作っていくのです。

　世界の作業療法士が使う教科書の最新版には，「OT ストーリー」というコラムが設けられました[3,19-23]。本書の第 5 章にも多様な作業療法のストーリー[★29]が掲載されています。作業療法士がクライエントとどのように協働関係を築いていくか，クライエントの作業にはどのような意味があるか，作業を通してクライエントや周囲の環境がどのように変化していくかをみてみましょう。

★ 29：筆者は 10 年前からプレイバックシアターという即興劇を行い，4 年前からリスニングアワーという話を聞き合うイベントを行っています。どちらも個人のストーリーを中心とする作業です。ストーリーには人生を生き抜く知恵が隠れています。そしてストーリーは他者のストーリーを呼び起こし，ストーリー同士のつながりがやさしい社会を作ります[27]。

文献

1) Fisher AG & Marterella A：Powerful practice：A model for authentic occupational therapy, Three Star Press, Fort Collins, 2019

2) 吉川ひろみ，鈴木洋介：プロセスモデルで読み解く作業療法．シービーアール，2019

3) Fisher AG & Griswold LA：Evaluating quality of occupational performance：

Performance skills. In：Gillen G & Brown C（eds）：Willard and Spackman's occupational therapy 14th ed. pp882-899, Wolters Kluwer, Philadelphia, 2023

4) American Occupational Therapy Association：Occupational Therapy Practice Framework：Domain and Process 4th edition. Am J Occup Ther 74（Supplement_2）：7412410010p1-7412410010p87, 2020. doi：https://doi.org/10.5014/ajot.2020.74S2001

5) 吉川ひろみ，齋藤さわ子：作業療法がわかる COPM・AMPS 実践ガイド．医学書院，2014

6) 山根伸吾，青野颯希：AMPS と ACQ-OP の評価を基に調理練習を行った回復期脳卒中患者の一例．作業療法 39：88-94, 2020

7) 坂上真理：アメリカの作業療法から学ぶべきこと．吉川ひろみ（編）：作業療法の話をしよう — 作業の力に気づくための歴史・理論・実践．pp56-66, 医学書院，2019

8) ヘレン・ポラタイコ，アンジェラ・マンディッチ（著），塩津裕康，岩永竜一郎（監訳）：子どもの「できた！」を支援する CO-OP アプローチ．金子書房，2023〔Polatajko HJ & Mandich A：Enabling occupation in children：The Cognitive Orientation to daily Occupational Performance（CO-OP）approach. CAOT, Ottawa, 2004〕

9) 塩津裕康：子どもと作戦会議 CO-OP アプローチ入門．クリエイツかもがわ，2021

10) World Federation of Occupational Therapists：Minimum standards for the education of occupational therapists. revised 2016

11) Wilcock AA：An Occupational perspective of health 2nd ed. Slack, Thorofare, 2006

12) 吉川ひろみ：「作業」って何だろう 作業科学入門．第 2 版，pp55-57, 医歯薬出版，2017

13) Fisher AG（著），吉川ひろみ（訳）：作業中心，作業基盤，作業焦点：同じか，同じだったり違ったりするのか．作業療法教育研究 13：47-58, 2013（Fisher AG：Occupation-centred, occupation-based, occupation-focused：Same, same or different? Scand J Occup Ther 20：162-173, 2013）

14) 南 庄一郎，木納潤一：作業に焦点を当てた精神科作業療法．シービーアール，2024

15) 京極 真，ほか：OCP・OFP・OBP で学ぶ 作業療法実践の教科書．メジカルビュー社，2024

16) Law M, et al：The person-environment-occupation model：A transactive approach to occupational performance. Can J Occup Ther 63：9-23, 1996

17) Egan M & Restall G：Promoting occupational participation：Collaborative relationship-focused occupational therapy. CAOT, Ottawa, 2022

18) Gillen G：A fork in the road：An occupational hazard?（Eleanor Clarke Slagle Lecture）. Am J Occup Thera 67：641-652, 2013

19) Cohn ES & Coster WJ：Examining how theory guides practice：Theory and practice in occupational therapy. In：Gillen G & Brown C（eds）：Willard & Spackman's Occupational Therapy, 14th ed, pp536-554, Wolters Kluwer, Philadelphia, 2023

20) Nilsen DM & Gillen G：Motor function and occupational performance. In：Gillen G & Brown C（eds）：Willard & Spackman's Occupational Therapy, 14th ed, pp911-941, Wolters Kluwer, Philadelphia, 2023

21) Helfrich CF：Principles of learning and behavioral change. In：Gillen G & Brown C（eds）：Willard & Spackman's Occupational Therapy, 14th ed, pp667-682, Wolters Kluwer, Philadelphia, 2023

22) Baker NA, et al：Evidence-based practice：Integrating evidence to inform practice. In：Gillen G & Brown C（eds）：Willard & Spackman's Occupational Therapy, 14th ed, pp438-453, Wolters Kluwer, Philadelphia, 2023

23) Schell BAB & Benfield AM：Professional reasoning. In：Gillen G & Brown C（eds）：Willard & Spackman's Occupational Therapy, 14th ed, pp420-437, Wolters Kluwer, Philadelphia, 2023

24) 吉川ひろみ：作業療法士としての成長の仕方．OT ジャーナル 39：280-284, 2005

25) Bailliard A & Aldrich RM：Occupational justice in everyday occupational therapy practice. In：Sakellariou D & Pollard N（eds）：Occupational Therapies without Borders：Integrating Justice with Practice. 2nd ed, pp83-94, Elsevier, Oxford, 2016

26) Clark F：Occupation embedded in a real life：Interweaving occupational science and occupational therap. Amer J Occup Ther 47：1067-1078, 1993

27) 吉川ひろみ：プレイバックシアターの効果．（https://www.playbackschool.com/graduate/6th/L6_yoshikawa.pdf）

第 **5** 章

いつでもどこでも作業
事例

キャッチボールに挑戦

　　カズくんは小学2年生です。お母さんは，字を書くのが遅い，汚れを気にせず外遊びをしてほしいと，作業療法士（以下,OT）に話しました[i]。カズくんに今やってみたいことを聞くと，野球，バドミントン，虫とりと答えました[ii]。

　　カズくんとOTは，キャッチボールとバッティングの練習から始めることにしました。実際の様子を観察すると，飛んできたボールを取り損ない（持つ），おなかにボールが当たることが度々ありました。投げるときは床に打ちつけるように投げて（力を加減する），ボールがあちこちに飛んでいきました。バッティングでは空振りが多く，ヒットにはなりませんでした[iii]。OTは，動くボールを見続けていない（続ける），ボールやバットに対する身体の位置づけができていない（位置づける），姿勢が保てない（傾かない），動きにムラがある（ペースを保つ）と遂行分析しました。

　　OTはカズくんと相談して，「8m離れた相手とキャッチボールを10回続ける」ことを目標にしました。「何から始めたらいいかなぁ？」と聞くと，カズくんは「わからない…」と答えました。そこでOTは「一緒に考えよう」と言い，キャッチボールの動きをゆっくりと行ってみせました。するとカズくんは,「ここ」と胸の位置に手を置いてから，手を伸ばしてボールを投げる仕草をしました。

　　OTが作戦名をつけることを提案し，カズくんと相談して「手をここ作戦」，「ゆびさす作戦」と名前をつけました。その後は「あっ，今の手が違う！」「うまくいった」と言いながら練習しました。さらに，足の位置や，動くボールを見ることなどにも気がついて練習を続けました。そして90分後には，10回のキャッチボールができるようになりました。その後，お兄ちゃんと練習したそうです。お母さんには「何に気をつけてる？」とカズくん自身が気づくような声かけをお願いしました。

　　その成果はバッティングにも表れました。作業療法3回目にはボールの速さや高さに合わせてバットを振り，ボールを打つことができるようになったのです[iv]。カズくんとOTは，お母さんを驚かせようとバッティングは秘密の練習にしていました。カズくんのバッティングをみて「すごいじゃん！」と驚くお母さんの様子に，カズくんは「すごいでしょ！」と言い，OTとハイタッチをしました。

　　それからの作業療法では，ミニ野球ゲーム（室内で1対1,スリーベーススタイル）を通して，より実践的な野球の練習を行いました。お母さんは観戦者兼審判です。そして

---

[i]　診断は発達性協調運動症で，知能指数はFIQ 95でした。

[ii]　COPM（重要度，遂行度，満足度）の結果は，野球がしたい（10，5，5），バドミントンがしたい（8，5，5），いろいろな虫を捕まえたい（8，8，8）でした。遂行スコアと満足スコアは6.0点でした。

[iii]　PQRS初回評価の結果は，キャッチボールをする（2），ボールをバットで打つ（2）でした。

[iv]　PQRSの変化は，キャッチボールをする（2→10），ボールをバットで打つ（2→8）でした。練習をしたのはキャッチボールでしたが，バッティングスキルの上達にもつながり，転移がみられました。

カズくんは児童発達支援センターでお友だちが行っている野球ゲームに参加するようになりました。カズくんは「野球が楽しい！」と笑顔で話しました[v]。

お母さんの希望だった書字については，鉛筆にグリップを付け，滑らない下敷きを使うことにしました。すると，2時間かかっていた宿題が短い時間ですむようになり，外遊びの時間が増えました。

作業療法が終了して1年半後，久しぶりにOTと会ったカズくんは日に焼けて，背が伸びていました。放課後毎日のようにお友だちと鬼ごっこやかくれんぼをして遊んでいること，リコーダーや絵日記に挑戦していること，学校のサッカークラブに入ることを教えてくれました。「今いい感じなんよ！」と笑顔で話すカズくんを見て，お母さんとOTも一緒に笑顔になりました。

（増田久美子）

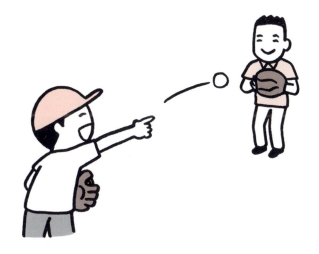

[v] カズくんのCOPMの変化：野球がしたい（10，5→10，5→10），バドミントンがしたい（8，5→8，5→8），いろいろな虫を捕まえたい（8，8→10，8→10）でした。遂行スコアと満足スコアは9.3点になりました。遂行スコアと満足スコアともに3.3点向上しました。

オシャレな靴

　モエちゃんはオシャレをすることがとっても好きな小学校2年生（特別支援学級）の女の子です[i]。口数が少なく，おとなしい性格，どこか自信なさげな表情をしていることが多い子です。家族構成として，両親・兄・モエちゃんの4人で暮らしていました。

　モエちゃんは運動に不器用さがあり，スキルを習得するにはたくさんの努力が必要で，その作業をあきらめることもしばしばありました。就学前から療育を受けていましたが状況が改善されることがなかったため，放課後等デイサービスで個別の作業療法を受けることになりました。

　作業療法を開始するにあたり，作業療法士（以下，OT）はモエちゃん・母親と話し合いをしました。母親は「手先がとても不器用で困っています。蝶々結びも練習していたのですがなかなか上達しないんです……」と言いました。OTがモエちゃんに「蝶々結びの練習をしたんだね。どうして蝶々結びができるようになりたいの？」と尋ねると，「靴紐のオシャレな靴を履いてみたい……」とモエちゃんが教えてくれました。そのほかにも「自分の名前を漢字で書けること」「自転車に乗れるようになること」を目標として，作業療法がスタートしました。

　蝶々結びを実施してみると，片結びはできましたが，その後の工程を進めることができず手が止まってしまいました。そこでOTは，モエちゃんなりの覚え方を発見し自身で問題解決できるように関わりました[ii]。その関わりとは，まずは問題解決の枠組みである『目標 Goal―計画 Plan―実行 Do―確認 Check（GPDC）』をモエちゃんに手渡すことでした。そしてGPDCを使いながら作戦会議を実施しました。OTは蝶々結びを実演しながら「この形は何に見える？」「ここの結びかたってどうやって覚えたらいいんだろう？」とモエちゃんに質問していったのです。その結果，片結び以降の工程を「①左の羽，②ぐるっと回して，③その紐通す」という覚えかたの作戦を作りました。その作戦を使いながら練習すると，ものの10分で蝶々結びができるようになりました。母親も「えぇー！　すごーい！　今まで何回練習してもできなかったのに！」ととても驚いていました。

　さらに，モエちゃんはOTや母親と作戦会議を繰り返していくことで，名前を漢字

---

[i]　医学的情報として，モエちゃんは自閉スペクトラム症の診断を受けていて，知能指数はWISC-Ⅲで全検査IQ 87でした。

[ii]　この作業療法はCO-OPアプローチに基づいています。CO-OPアプローチは「ストラテジーの使用とガイドされた発見の過程を通してスキル習得を可能にする，クライエント中心の，遂行を基盤とした問題解決アプローチ」です。（第4章参照）。

で書くことや自転車に乗れるようになりました[iii, iv]。あるとき，モエちゃんがニコニコして作業療法にやってきました。モエちゃんが「みせたいものがあるの！」と言いOTを下駄箱に連れていきました。その日モエちゃんはとても可愛いピンク色で靴紐タイプのオシャレな靴を履いてきたのです。蝶々結びができるようになったモエちゃんに母親が靴を買ってあげたそうです。わざわざ靴紐をほどき，そしてまた結ぶところをOTにみせてくれました。その日，OTとモエちゃん・母親で会話していると母親が「将来なりたい仕事がみつかったんだよね!?」と言い出し，モエちゃんが「オシャレな歯科衛生士さんになる！」と少し照れながらも目を輝かせて言ったのでした。

　はじめはどこか自信がないモエちゃんでしたが，次々と目標を達成したことで，将来の夢まで笑顔で話せる女の子になっていきました[v]。最終的にすべての目標が達成され，モエちゃんと母親に今後家庭で実施していけるという認識が芽生え，作業療法は終了しました。

（塩津　裕康）

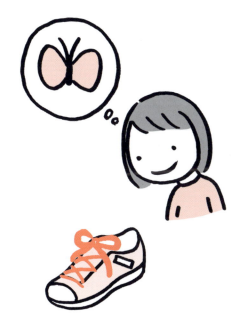

iii　COPMの結果：蝶々結び（重要度：10，遂行度：1→10，満足度：1→10），氏名を漢字で書く（重要度：10，遂行度：3→10，満足度：3→10），自転車（重要度：10，遂行度：1→8，満足度：1→8）
iv　PQRS（Performance Quality Rating Scale）の結果：蝶々結び（2→10），氏名を漢字で書く（2→10），自転車（2→9）
v　Wilcockは人々の生存と健康を作業的視点でとらえていて，それはdoing（すること），being（存在すること），becoming（なること），belonging（所属すること）で構成されるというものです。モエちゃんはオシャレな靴を履くことにより（doing），オシャレな女の子になり（being），将来はオシャレ歯科衛生士になりたいという視点を持ちました（becoming）。きっと，これによってオシャレ好きな友だちやグループと出会っていくでしょうし（belonging），これらはモエちゃんの健康，もっといえば生きていくことに寄与すると考えられます。

「楽しかった」の積み重ね

　　ユウ君は小学校2年生です。友だちと遊んでいるときに急に倒れ，緊急手術をしました。脳出血でした[i]。手術は無事成功しましたが，手足の動かしにくさや身体のふらつき，言葉の出にくさなどの症状がありました。「…よろしく」初対面は，弱々しくたどたどしい挨拶でした。起きるのもやっとで，手術後の数日間は生活の全般に介助が必要でした。

　　ユウ君はもともと恥ずかしがり屋です。少し仲よくなると，妖怪ウォッチ®が好きだと教えてくれました。「これ何？」「…ジバニャン」毎回ぽつりぽつりと言葉を交わし，私たちは少しずつ仲よくなりました。

　　ユウ君はみるみる回復していきます[ii]。最初は手も洗えなかったのが，毎日挑戦するうちに，約10日後にはまごつきながらも手が洗えるようになっていました。ユウ君の日常生活能力を確認するため，アイスを食べる様子を観察しました。手はがたがたと震え，身体の軸もぐらぐらと不安定で，アイスと身体の位置づけは定まらず，アイスのカップを自分で固定できず介助が必要でした。スプーンを何度も空振りし，こぼす場面もありました[iii]。翌日，体の位置づけがしやすいよう車椅子に固定できるテーブルを使い，支えやすいようアイスを自助食器に移すと，昨日よりも上手にアイスを食べることができました[iv]。いつもはぐったりと車椅子にもたれかかっていましたが，食べやすくなることで自ら身体を起こして食べようとしました[v]。また，入院中の彼の楽しみの1つが売店での買い物でした。買い物に行きたい気持ちがユウ君を動かします。自分で起きて，靴を履いて，車椅子に乗ります。特別な訓練ではなく，日常にある楽しみがユウ君にチャレンジの機会を作り，彼を回復させていきました[vi]。

　　ユウ君が少しずつ元気になるなか，改めて作業療法の内容を考えました。"訓練"では彼のエネルギーは十分に出ません。ユウ君のエネルギーが十分に出るとき，それは"楽しい"ときです。入院中でも，「今日も楽しかった」そう思える時間を積み重ねていく，作業療法をそんな時間にしようと思いました。

　　ユウ君の家族や学校の先生にも話を聞き，彼のことを少しずつ知っていきました。LaQ®というブロックのおもちゃが得意なこと。学校では体育が大好きなこと。絵を書

---

i　脳動脈奇形による小脳の出血でした。

ii　急性期は自然に身体の状態がよくなっていくことが多いです。

iii　AMPS の結果は，運動技能 -2.4 ロジット，プロセス技能 -0.1 ロジットでした。

iv　OTIPM の代償モデルを使っています。

v　環境調整によって「できる」を実感することで，身体機能は大きな変化がなくても，自信がついてやる気が出ることがあります。

vi　普段の生活では当たり前に行っている作業も，入院中では制限されてしまうことがあります。主治医に確認し，その作業機会を作っていくことも作業療法士の重要な仕事だと思っています。3週間後の AMPS 再評価の結果は，運動技能 0.1 ロジット，プロセス技能 1.0 ロジットまで向上していました。

くのも好きで表彰された経験があること。勉強はちょっぴり苦手だけど，3年生から始まる英語の授業をがんばりたいと思っていること。そして改めて，ユウ君とできるようになりたいこと，やりたいことについて話し合いました[vii]。

　早速お母さんに LaQ® を持ってきてもらい，取り組んでみることにしました。「作ったことないのがいい，これ」。作業療法以外の時間も家族と一緒に作品作りを続け，わずか1週間で作品が完成しました[viii]。ユウ君の顔には自信がみえてきていました。また，トレーニングも兼ねて楽しく運動するため，風船バレー，ボウリングなど，相談しながら一緒にやることを決めました。なかでも，ユウ君の好きなことやがんばりたいことを盛り込んだ“妖怪ウォッチ®宝探しゲーム”は盛り上がりました。宝の地図を見て宝[ix]を探すゲームで，宝の隠し場所は，階段を上った先だったり，引き出しの中だったりします。「あ，みつけた。あっちもある！」夢中になって宝を探します。宝は自分で糊付けして台紙に貼っていき台紙が埋まったらコンプリートです。AMPS の結果を参考に，ユウ君の課題である“安定している”“傾かない”“手を伸ばす”“指先で扱う”“疲れない”などの技能が必要な場面を作りました[x]。また，宝の地図は，絵や文字を書き込んだり考えたりする必要がある場合もあります[xi]。最初の頃は宝の位置まで車椅子を自分で動かすこともできませんでしたが，着々と動かせるようになり，震えが強くなかなか形にならなかった絵や文字も，徐々に形になっていきました。毎日少しずつ宝を集め，無事にコンプリートしました。

　転院する頃，彼は自分で食事や着替えをし，少しの距離なら伝い歩きができるようになっていました。もともと得意だった LaQ® もまたできるようになり，英語にも挑戦し，楽しく運動できる場面も増えていました[xii]。最初は車椅子に乗るのもやっとでしたが，今は自由自在です。ちょうどその頃，学校で友だちは車椅子など福祉の勉強をしていたようです。「みんなに車椅子の使い方教えてやる！」初めて会ったとき弱々しくみえた彼は，すっかり頼もしくなっていました。

（鈴木真理恵）

---

vii　COPM の結果（重要度，遂行度，満足度）は，英語の勉強（9，1，1），楽しく運動する（10，7，8），上手に絵を描く（7，10，10），LaQ®で遊ぶ（9，1，1），トレーニングとして運動する（10，5，3）でした。

viii　OTIPM の習得モデルと回復モデルを併用しています。

ix　ユウ君の好きな妖怪ウォッチ®ぷにぷにというスマホゲームのキャラクターをカードにして，それを宝としました。

x　ちょうどよいチャレンジのレベルを探りながらレベルアップしていきます。これは OTIPM の回復モデルにあたります。

xi　英語の問題も取り入れました。

xii　COPM 再評価の結果，遂行スコアは 2.8 点，満足スコアは 3.6 点向上しました。

教室の中の休憩所

　サナさんは，小学校教員として働く 30 代の女性です。2 年生（生徒 30 人）のクラスの担任をしています。このクラスのケイ君は，授業中，教室を歩き回り，ほかの生徒にちょっかいを出すなど，落ち着いて授業に参加することができません。席に座るように注意すると，教室から出ていくこともありました。サナさんは，巡回相談に来ている作業療法士（以下 OT）に相談しました。

　サナさんは OT に，ケイ君が離席なく授業に参加し，他生徒とトラブルを起こさなくなってほしいと話しました[i]。そこで，OT は，授業中（図工，算数，国語）のケイ君の様子を観察しました。図工では，班の 4 人で協力してスタンプの作品を作りました。どのスタンプを使うかを話し合う際，ケイ君はほかの生徒に背中を向けて（相手に向かう），小さい声で話しました（はっきり話す）。「聞こえない」と言われるとほかの班のほうに走っていきました（距離をとる）。しばらくすると戻ってきて，自分がしたいことを一方的に話しましたが（順番を守る），ほかの生徒が反応しないと自分だけ別の紙にスタンプを押し始めました（目的に沿う）。また，作品発表の間，発表者に背を向けて作品を作り続け（相手に向かう，共感を示す），サナさんの提案や質問にも反応しませんでした（返答する）。ケイ君には，協働して作品を作ったり，情報を集めるといった社会交流に重度の問題がみられました[ii]。

　次に，算数の時間に足し算のプリントをしました。ケイ君はためらいなく計算を開始し（始める），10 問のうち 3 問は順序よく答えを書きましたが，4 問目以降，バラバラな順番で答えを書いたり（順序よく行う），中断して（続ける）ほかの生徒に話しかけたりしました。時間内に計算を完了しましたが（目的に沿う），数字の大きさは不ぞろいで，マスからはみ出していました（気づいて反応する）。国語では，工場見学の感想を書きました。ケイ君の机の上には定規や算数の教科書が置かれ（空間を整える），床にはプリントやスタンプが落ちたままでした（集める）。ケイ君はこれらの物品に気が散り（注意がそれない），文章を書き始められませんでした（始める）。友だちのノートをのぞき込み（続ける），友だちの机で文章を書き始めました（調整する）が，サナさんが注意すると教室から出ていってしまいました（目的に沿う）。3 つ以上の文章を書く課題でしたが，ケイ君は「ぼくは，パンの工場に行きました」と 1 つの文章のみ完成させました（止める，目的に沿う）[iii]。

---

i　COPM の結果（重要度，遂行度，満足度）は，離席なく授業に参加は（10,2,1），他生徒とのトラブルを起こさない（10,3,3）でした。遂行スコアは 2.5 点，満足スコアは 2.0 点でした。

ii　ESI の初回評価は「協働 / 生産」と「情報収集」を観察し，初回 ESI の結果は− 0.9 ロジットで重度の社会交流の問題がみられました。

iii　スクール AMPS の初回評価では「簡単な（計算の）答えを書く」と「1 段落の文章を書く」を観察し，運動能力値は 1.1 ロジット，プロセス能力値は− 0.2 ロジットでした。運動技能には軽度，プロセス技能には中度の問題がみられました。

OTは観察結果をサナさんに伝え，ケイ君の行動の原因と対策を一緒に考えました。サナさんは，ケイ君の離席は国語の時間に多くみられ，友だちとのトラブルに発展すること，机の上や周りには物がいっぱいで，片づけるように注意しても聞いてくれないと話しました。その一方で，運動が得意で，体育の時間はいきいきとしていることや絵を描くのが得意なことなども話しました。OTはケイ君の離席を減らすには，授業に興味を持つこと，できる経験を重ねることが必要だと考え，環境（物理的，社会的）を見直すことや，課題の内容や量を調整するよう提案しました。たとえば，不要な道具を集める場所を作ったり，文章を書く量を少なくしたり，わからないことをサナさんに聞きやすくする工夫などでした。

約1か月後，OTが再びケイ君の教室に行くと，教室前方の窓際に生徒用の机と椅子が置いてありました。その場所は「休憩所」と呼ばれており，わからないことがあったり，イライラしたら，誰でもその席に座り，気持ちを落ち着けたりサナさんにアドバイスを受けられる席でした。また，ケイ君の足もとにはカゴが置いてありました。観察していると，周囲の生徒たちがケイ君に不要な物品をカゴに入れるように声をかけたり，休憩時間にサナさんとケイ君が一緒に物品をカゴに入れて片づけたりしていました[iv]。その日は，図工で絵を描く，道徳で「休み時間を安全に過ごす方法」について書いて発表する，体育でサッカーをする場面を観察しました。絵を描く課題では，描き始めるまでに少し時間はかかりましたが，離席することなく描き続け，カラフルな花の絵を完成させました。文章を書く課題では，ケイ君はすぐに「休憩所」に行き，サナさんからヒントをもらい1つの文章を完成させました[v]。その内容を皆の前で発表し，ほかの生徒から褒められ，笑顔で応えました。また，サッカーの試合では大きな声で友だちに指示を出し，友だちの提案にも応えました。途中，相手チームの友だちを軽く殴る場面がありましたが，トラブルには至りませんでした[vi]。

ケイ君の課題遂行や社会交流の変化は，サナさんが環境を整え，課題の量を調整したことで生じたと思われます[vii]。また，友だちから認められ，褒められたことで自分の意見を言えるようになりました。

サナさんは「ケイ君が背を向けて小さい声で話すのは，自信がなかったからだと思います。問題ばかりに目を向けず，できたことは褒めて，できないことは一緒にすることが大切なのですね」と語りました[viii]。

(古山千佳子)

---

iv OTの提案（不要な道具を集める場所を作る，書く量を減らす，サナさんに聞きやすくする）はすべて代償モデルの提案でした。それをもとに教員が実施した取り組み（机の横にカゴを置く，休憩所を作る）も代償モデルに基づく環境調整でした。

v スクールAMPSの再評価では「1つの文章を書く」，「自由で入り組んだ絵を描く」を観察しました。運動能力値は0.2ロジット（1.1→1.3），プロセス能力値は0.4ロジット（－0.2→0.2）向上しました。

vi ESIの再評価では，「情報共有」と「協働/生産」を観察しました。社会交流は0.7ロジット（-0.9→-0.2）向上しました。COPMの遂行スコアは2.5点から7.0点へ，満足スコアは2.0点から7.5点に変化しました。

vii, viii この事例のクライエントはサナさんとケイ君の2人です。スクールAMPSやESIの結果をもとに，サナさんがケイ君の行動とその原因を理解し，ケイ君に合わせて環境を変えられたことが，ケイ君の課題遂行や社会交流の変化につながったのです。

自分の思いを伝える

　ココロさんは15歳の女性で中学3年生です。幼少期からお母さんが精神的に不安定であり，家事と育児がままならないという家庭環境で成育しました。小学2年生のときに両親が離婚し，大好きだったお父さんにも会えなくなり，悲しい思いをしました。その頃からココロさんは「自分は何のために生きてるんだろう？」「大人になる前に死にたい」と考えるようになりました。小学生のときは友人も多く，成績も良好でしたが，中学生になると友人関係がうまくいかなくなり，国語などで自由記述式の問題（「例：○○について，あなたの考えを書きなさい」など）が増えて成績が低迷し，教師から叱責されることが増えたため，不登校になりました。その後，ココロさんは「自分のがんばりが足りないから，自分に罰を与えないといけない」と自傷行為（リストカット，アームカット）をするようになり，それが止まらなくなってきたので児童思春期精神科病棟に入院することになりました。

　作業療法士（以下OT）が，初回の面接で「今後の生活でできるようになったらよいなと思うことはありますか？」と尋ねると「わからない」とのことでした。このため，OTはココロさんが好きな手工芸やお菓子作りを一緒に行い，関係性を作った後で改めて同じ質問をしました。すると，ココロさんは「自分が考えてることとか，自分の気持ちを人に言うのは苦手でできない。それでモヤモヤして，嫌な気分になって，死にたい気分になることがよくあります」と話してくれました。

　作業療法介入プロセスモデル（以下，OTIPM）のトランザクショナルな視点でココロさんの〈対人交流〉という作業をとらえてみました。ここから，ココロさんが15歳の女性で他者交流の仕かたがよくわからないという【クライエント要素】や，不安定な家庭環境で生育し，両親との愛着形成が不十分であるといった【時間的／環境的要素】が現在の対人交流の背景にあると考えました。そして，OTはココロさんに「自分の考えや思いをうまく人に伝えられるようになることを目標にしましょうか？」と提案し，了解をもらいました。

　社会交流評価（以下，ESI）を用いて，ココロさんが他者と交流する場面（①主治医との面談，②同じ病棟で仲のよい女子患者と好きな漫画について話す）を観察しました。2つの観察場面で共通して，ココロさんは丁寧に相手と交流を始め，あいづちを打ちながら話を聞くことができていました（始める，交流しやすくする）。一方，ココロさんは終始緊張しており，うまく発声できずに小声で聞きとりにくい話しかたであり（はっきり話す，滑らかに話す），相手の問いかけに対して自分の意見を述べるのに長い時間を要し，ときに質問に返答できない（返答する，開示する，返答のタイミング，順番を守る）こともありました。

　まず社会生活スキルトレーニング（以下，SST）で模擬的な対人交流の場面を作り，自

分の考えや思いをうまく他者に伝える練習を行いました．SSTとは，認知行動療法に基づくコミュニケーション訓練ですが，この際にはESIからみえたココロさんの課題を意識して練習しました．ココロさんはOTや看護師に「私は〇〇が好き」「私は〇〇と思った」と自身の意見を述べる練習を繰り返すなかで「自分の意見を言うことは悪いことじゃないんだ！　私，ずっと自分の意見を言うと嫌われるって思ってました」と考えを新たにしていました．

　また，OTはココロさんの対人交流上の特性とSSTの学習内容を病棟スタッフに周知し，SSTの宿題相手や日常会話の相手を担ってほしいことを要請しました（代償モデル）．これによって，ココロさんはいろいろな人と交流する機会が増え，少しずつ自身の思いを表出できるようになっていきました．その後，SSTに再び導入してお母さんや学校の担任の先生に自身の病状を説明する練習や，自発的に困りごとを相談する練習など，新たな技能の習得を図りました（習得モデル）．こうして，ココロさんは概ね自身の病状を説明でき，日常生活での些細な困りごとを相談できるようになりました．その後，ココロさんは退院し，現在は週2回の精神科訪問看護のフォローを受けながら中学校に通学できています．ココロさんは「前より自分の言いたいことが人に言えるようになって大分ラク」「これからずっと大丈夫とは言えないけど，何とかやっていけると思います」と笑顔で話していました[i]．

（南　庄一郎）

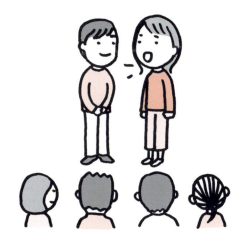

---

[i] ESIの初期評価では，ココロさんの対人交流の水準は〈中度から重度の非効果的そして／または未熟な社会交流〉（ESI Logits：0.1）でした．最終評価では，ココロさんの対人交流の水準は〈軽度から中度の非効果的そして／または未熟な社会交流〉（ESI Logits：0.6）に改善しました．

コミュニケーション力をつける

　マイさんは作業療法学科の 3 年生です。授業に遅刻や欠席をすることはなく，課題もきちんと提出する真面目な大学生です。

　ある日，担任の作業療法士（以下，OT）が面談すると，マイさんは「コミュニケーションが下手で，グループワークや初対面の人との会話が苦手。グループワークでは，自分の意見が言えなくて，黙ってしまう。初対面の人だと，話題に困って会話が止まってしまう」と悩んでいました[i]。

　そこで OT は，グループワーク中のマイさんの様子をみせてもらうことにしました。マイさんがほかの先生からイベントの概要を聞き，同級生とイベント内容を企画する場面を観察しました。その先生はマイさんたちに問いかけながら話し合いを進めていきました。しかし，先生からの問いかけに答えていたのはいつもほかの同級生で，マイさんは黙っていました（返答する，返答のタイミング，順番を守る）。マイさんは下を向いていることが多く（相手に向かう），名前を呼ばれたときだけ小さめな声で答えました（はっきり話す）。マイさんから質問したり提案したりすることは最後までありませんでした（質問する）[ii]。マイさんはグループワークを振り返って，「クラスメイトに頼りきりだった。もっとコミュニケーション力をつけたい」と話しました。

　後日，マイさんと OT は，グループワークで発言できるようになるにはどうしたらよいかを考えました。グループワークという漠然とした場面ではなく，前回観察した具体的な場面を思い浮かべながら，改善方法を考えていきました。OT は，グループワーク前の準備状況が影響しているのではないかと考えました。マイさんは，その場で意見がなかなか思いつかず，思いついても自信が持てず，下を向くことが多くなっていたのです。マイさんは前もって考えや質問を頭の中で整理して参加することで，顔を上げて話し合いができそうだと思いました[iii]。

　OT が次に注目したのは，マイさんが座った位置でした。OT は，マイさんがテーブルの端のほうに座っていたため，先生との距離が遠く，話しにくかったのではないかと考えました。話し合いの結果，マイさんはグループワーク前に話したいことを考えておくこと，発言しやすいようにグループの中心やリーダーの近くに座ることにしました。

　これらを意識してやってみると，新たな発見がありました。グループワークのリーダーがいる場合，自分からその人の目を見ると，リーダーが目を合わせ，話を振って

---

i　COPM の結果（重要度，遂行度，満足度）は，グループワークへの参加（10,5,3），初対面の人との世間話（8,4,4）でした。

ii　ESI の初回評価では「情報収集」と「問題解決・意思決定」の場面を観察し，測定値は 0.6 ロジットでした。

iii　作業療法士はアドバイスをするのではなく，マイさん自身が改善方法を思いつくように，マイさんの気づきを促す質問をしました。

くれることが増えたのです。マイさんは，目が合ったり名前を呼ばれたりすると，自分が発言する番だと思えてスムーズに話すことができたので，リーダーに目線を送るように心がけました[iv]。

　1か月後，OTはマイさんの様子を再度みにいきました。そこでは，マイさんが調べてきたことを先生やほかのゼミ生に発表し，今後の卒業研究の進めかたについて話し合っていました。マイさんは先生の正面に座り（距離をとる），準備してきた資料をもとに自分の考えを伝え（順番を守る），ほかのゼミ生の発表について質問しました（質問をする）。また相手の目をしっかり見て（目を合わせる），はっきりした声で発言しました（はっきり話す）[v]。マイさんは話し合いの後，「前よりもグループワークで発言ができるようになった。今まではコミュニケーション力を伸ばしたいって漠然と考えていたけれど，今は1つひとつの場面でどうしたらうまく話せるかを考えるようになった」と嬉しそうでした[vi]。

　翌年，マイさんは長期の病院実習に臨みました。実習を終えたマイさんは，「初対面の患者さんでもまずは自分から隣に座って，相手の目を見て一言声をかけるように心がけた。そうすると，患者さんも言葉を返してくれた」「レクリエーションを任されたときは，話すことや手順を事前に準備して，一人ひとりとしっかり目を合わせながらやり切った」と笑顔で話しました[vii]。

（高木　雅之）

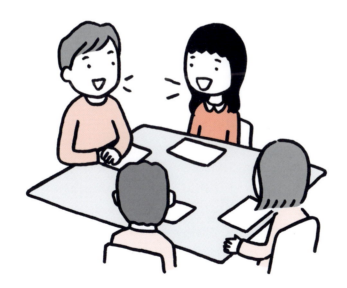

[iv] 事前準備を行う，座る位置を変えるというのは，代償モデルによる適応作業です。目線を送るように心がけるというのは，習得モデルによる習得作業です。
[v] ESIの再評価では「情報共有」と「問題解決・意思決定」の場面を観察し，測定値は1.1ロジットに向上しました。
[vi] COPM再評価の結果（遂行度，満足度），グループワークへの参加（8,7），初対面の人との世間話（6,6）でした。遂行スコアは2.5点，満足スコアは3.0点向上しました。
[vii] マイさんは，グループワークで習得したことを臨床実習場面に転移したといえます。

悲願の就職

　ナオさんは 20 歳代前半の女性です。父親が営む商店のビルに両親と暮らしています。大学 1 年生のときに交通事故に遭い，高次脳機能障害と左半身の麻痺があります。大学を退学し，約 2 年間の入院，生活訓練施設での生活を経て，自宅に帰ってきました。

　家に戻ってきた当初，ナオさんは生活全般に母親の介助を要しており「自分のことは自分でしたい。本当はお母さんの手伝いをしたい」と語っていました[i]。週 2 回の作業療法，週 1 回の理学療法の介入で，歩いて移動し，身の回りのことだけでなく，洗濯や簡単な料理，お菓子作りができるようになりました[ii,iii]。そして次の目標である就労を目指すため，ナオさんは就労移行支援事業所に通うことになりました。2 年間通いパソコンのスキルを獲得できましたが，残念ながら就労には至りませんでした。

　ナオさんはそれでもなお，事務職で就職したいという強い意志を持っていました。そこで週 1 回の作業療法，週 3 回の障害者センター通所を再開し，ナオさん，家族，センター職員，作業療法士（以下, OT）がチームになって就労を目指すことになりました。センターでは事務仕事の手伝いをする時間を設け，難しいことがあれば OT と一緒に対策を考え，センターで練習することにしました。ナオさんは父親の店の発送作業を手伝い，荷札や領収書を作成するなど，自ら事務作業の練習を続けていきました。以前料理の練習を行ったとき，作業場にものがあふれて混乱する（空間を整える）と，ナオさんはどこまで進んだかわからなくなり，何度も工程を繰り返して（順序よく行う）失敗していました。料理を始める前に必要物品を順に並べ，使ったものから奥へ片づけ，作業場を整えることでこの問題は解決できました。事務作業の練習においても，ナオさんは自らこの方法を用いていました。

　1 か月経った頃，OT がナオさんに現在の気持ちを聞くと「事務所にいると初めての人に会うけどうまく話せない。仕事はしたいけど，わからないことをどうやって聞けばよいかわからない」と悩んでいました。そこで OT は，ナオさんが初対面の利用者と話す場面と，事務作業をしている場面をみせてもらうこと[iv]にしました。初対面の人と話をする場面では，ナオさんは相手の顔を見ず（目を合わせる），一方的にしゃべり続けていました（順番を守る，話す長さ）。また事務作業では，わからないことがあると職員を呼ぶことはできましたが，何に困っているかを説明するときに，内容が簡素だっ

---

i　COPM（重要度，遂行度，満足度）：洗濯たたみ（9，4，2），おかず作り（9，2，1），一人で入浴（8，3，3）。

ii　AMPS：開始時運動技能 0.8 ロジット，プロセス技能 0 ロジット。再評価では運動技能 1.5 ロジット，プロセス技能 1.0 ロジット。

iii　COPM 再評価：洗濯たたみ（9，9，8），おかず作り（9，6，8），一人で入浴（8，8，9）。遂行スコアは 4.7 点，満足スコアは 6.3 点向上。

iv　ESI：初期評価 0.2 ロジット

たり短かったり（話す長さ，明確にする），話が宙ぶらりんになったりして伝わりません
でした。

　OTがナオさんに観察したことを伝えると，「会話に無言の時間を作ってはいけない
と感じていた」と教えてくれました。OTが「間が空いても大丈夫ではないか」と伝
えると，ナオさんは安心し「気分が楽になった」と笑顔をみせました。事務作業中の
交流については「何をどう伝えたらよいのか説明の方法がわからない」と話してくれ
ました。そこでこの課題にチームで取り組むことになりました。ナオさんが困りごと
を伝えやすいよう，OTはナオさんとセンター職員と声かけの方法を一緒に考えまし
た。最初はナオさんが「はい」，「いいえ」で答えられるよう，職員から具体的に「○○
はわかる？」と声かけをし，不明な点を説明するようにしました。徐々に「わからな
いことは何ですか？」など，オープンな質問へとステップアップしていきました。こ
のやりとりを繰り返すなかで，ナオさんは質問や説明の方法がわかってきたようでし
た。

　OTはもう一度，2つの場面を観察させてもらいました[v]。初対面の他利用者に対して
ナオさんは相手の顔を見て話し，相手が話すのを待ち，和やかに交流ができました。事
務作業の場面では，わからないことがあると職員のところへ行き「○○がわかりませ
ん。どうしたらよいですか？」と聞くことができ，教えてもらうと感謝の言葉を伝え
ていました。

　センターの職員からは「ナオさんなら大丈夫！」と太鼓判を押してもらい，ナオさ
んは再び就職活動を行いました。面接と2週間のトライアル雇用を経て，ついに内定
をもらうことができました。ナオさんはOTに「実は反抗して親と口をきいてなかっ
たの。事故に遭って，親に一生迷惑をかけるんだと思ってたけど，親孝行できそう」
と報告してくれました。

　ナオさんは休むことなく，今も仕事を続けています。休みの日には自分で稼いだお
金で家族と食事に出かけ，友人らの誕生日にはお菓子を作ってプレゼントするなど，充
実した日々を過ごしています。
（中澤　紀子）

---

v　再評価0.9ロジット。0.7ロジット向上。

両親のために働き，朝食を作りたい

　　マミさんは 20 歳代後半の女性です。高校卒業と同時に自動車の部品工場に勤務しました。20 歳のときに脳腫瘍が発覚し 22 歳のときに摘出手術。摘出手術後に高次脳機能障害が出現し，遂行機能，注意，記憶に困難さが生じました。その結果，仕事内容を忘れたり，業務が遅かったり，以前より疲れやすくなったため依願退職しました。父親と母親の支援を受けながら 3 人で生活をしていました。マミさんは経済的に自立し両親に負担をかけないようにしたいと思い，26 歳のときに就労支援施設[i]でサービスを利用することになりました。

　　就労支援施設ではまずマミさんの生活全般の課題を改善するために生活訓練のサービスを受けることになりました。本人の思いを聞くために COPM を用いて聞いたところ，「仕事をして収入を得たい」，「家事や朝ごはんの準備くらいは自分でしたい」と話しました[ii]。

　　マミさんの作業遂行能力を評価するために，AMPS で軽い家具を動かす掃除機かけとジャムサンドイッチを作る課題を行いました。掃除機をかけ始めるときのためらいや（始める）や中断があり（続ける），全体的にゆっくりでしたが（ペースを保つ），決められた範囲をきれいに掃除することができていました（目的に沿う，片づける）。

　　一方でジャムサンドイッチを作る課題では，パンや道具を出すときにためらって手が止まり（始める）。パンを取り出すときにはパン袋を支えながら袋止めを外すのにぎこちなく（指先で扱う，両手で扱う），パンを取り出すときにうまくつかめないことがありました（持つ）。また，パンが 2 枚必要なところを 1 枚しか出さず（選ぶ），何をすればよいかわからなくなり作業療法士に尋ねました（情報を集める）。そしてジャムを塗った後に何をすればよいかわからなくなり途中で終了となり，決めたとおりに作ることができず（目的に沿う），使用したものを片づけることをしませんでした（片づける）。一方で，疲れをみせたり（疲れない），バランスを崩したり寄りかかるようなことはありませんでした（安定している，傾かない）。

　　作業遂行観察の結果と本人の認識がどれほど一致しているかを知るために ACQ-OP[iii] を用いました。マミさんは作業中に「時々手が止まってしまったり，ゆっくりだった」と言いましたが，決めていたとおりに行えたかどうかについては「特に問題はなかった」と言い，AMPS の観察結果と差がありました。

---

i　　生活訓練，就労移行支援は障害者総合支援法のサービスです。どちらも利用期限は最大 2 年間。就労継続 B 型は雇用契約を結ばずに働き，工賃を得ながら就労のスキル向上を目指すことができます。

ii　　COPM は，仕事に就きたい（重要度 8，遂行度 2 → 8，満足度 1 → 7），朝食を作りたい（重要度 6，遂行度 3 → 6，満足度 3 → 6）となり，COPM の平均スコアが遂行度は 4.5，満足度は 5.5 とそれぞれ有意に向上しました。

iii　　ACQ-OP は初回は 0.4 ロジットで軽度から中等度の差異でしたが，2 回目は 0.9 ロジットで疑問から軽度の差異に改善していました。

マミさんと信頼関係を築きながら介入していくために，マミさんの報告と作業療法士の観察で一致している，手が止まってしまうことや進行がゆっくりであることの改善を目指すことを提案し合意しました[iv]。

　プログラムでは環境調整や新しい行いかたを身につけることにしました[v]。具体的には，スーパーでの品出しや，施設内での検品作業，調理活動などを行いました。これらの作業をするときには手順の誤りやためらいが起きないように手順書やチェックシートを作成し，その使いかたに慣れることを目指しました。活動後はスタッフと振り返りを行い，どのようなことがうまくできたのか，どのようなことに困難さが生じたのかを話し合い，次回の施設利用に向けた課題を設定しました。また，動作の緩慢さの改善や仕事で耐久性を高めるために身体活動のプログラムにも参加しウォーキングやヨガプログラムにも取り組みました。

　6か月後に再評価を行い前回と同じ軽めの家具を動かす掃除機かけとジャムサンドイッチ作りをしました。掃除機は前回よりはスムーズな進行で行えました（ペースを保つ）。ジャムサンドイッチ作りでは，ゆっくりではあるものの前回よりも進行がスムーズで（ペースを保つ），ためらうことがほぼなくなりました（始める）。また，パンの袋の開け閉めや取り出しは困難なく2枚出して（持つ，指先で扱う，両手で扱う，選ぶ），使ったものを片づけて（片づける），ジャムサンドイッチを作ることができました（目的に沿う）[vi]。ACQ-OPでは初回時よりも差がなくなり，「前よりはうまくできるようになったかな」と話していました。

　その後，マミさんは就労移行支援のサービスを経て施設を卒業。現在は就労継続支援B型[i]を利用してサポートを受けながら収入を得ています。平日は施設に行くため時間を確保することが難しいので，ゆっくり行うことのできる休日に両親のためにサンドイッチなど簡単な朝ごはんを作っています。

（鈴木　達也）

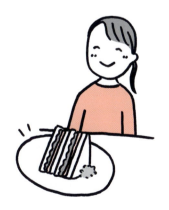

iv	ACQ-OPの結果を活用するには観察者の評価と本人の報告が一致していることから取り組むと信頼関係を築きやすいです。
v	OTIPMの代償モデルと習得モデルで介入しました。
vi	初回のAMPSでは運動能力値は1.6ロジットでした。プロセス技能値は0.0ロジットで年齢平均から大きく離れていました。2回目に評価したときには運動能力値は1.5ロジット，プロセス技能値は0.7ロジットでプロセス能力測定値が有意に向上し年齢平均に近づいていました。

2分の1成人式での写真撮影

ヤマさんは70歳の男性です。今日は週に1回行われているがんサロンに娘さんと一緒にやってきました。がんサロンに来たのは初めてだったので，ヤマさんはかなり不安そうでした。作業療法士（以下，OT）が話を聞くと，ヤマさんは受けてきた脳腫瘍の治療，退院した後の生活についてゆっくりと教えてくれました。その話からは，半年前に脳腫瘍の手術と化学療法を受けたことから短期記憶に問題があると医師に言われたこと，手術と化学療法を受けた後は吐き気が強いため思うように体力が戻らなかったがようやく思うように歩けるようになったこと，感染症に罹らないようにするために自宅で過ごすことが多かったが勇気を出してがんサロンに来たことを教えてくれました。また，娘夫婦，小学生の孫と4人暮らしで日中は一人になることが多いので，お昼ご飯は娘さんが書いてくれたメモを頼りにしておかずを温めて食べていることも教えてくれました。

OTが「できるようになりたいことや，やりたいことはありますか」と聞くと，ヤマさんは「手術直後のように歩けなくなると困るので，今歩けていることを維持したい」，「家族に迷惑をかけないようにしたい」と言いました。娘さんは「このまま一人で家にいると引きこもりになってしまうので，がんサロンに来ている人と交流してほしい」と言いました。OTは，現状の能力を維持し自立して生活するためには，したいと思う作業にチャレンジしてみることが大切であること，がんサロンでヤマさんが得意な作業をしていると自然とほかの人との交流が生まれることをヤマさんと娘さんに伝えました。この日，ヤマさんと，娘さん，OTの3人で話し合って決まった目標は「家族のためにできることをみつける」，「がんサロンの人と交流する」，「家の中で運動をする」というものでした[i]。

ヤマさんと娘さんは，次の週もがんサロンに来られました。その日のヤマさんは，高

---

i COPMの結果
2回実施したCOPMの結果は以下のとおりです。

	重要度	初回		再評価	
		遂行度	満足度	遂行度	満足度
1. 家族のためにできることをみつける	10	2	1	5	5
2. がんサロンの人と交流する	9	1	1	3	3
3. 家の中で運動をする	8	4	4	4	4
4. 孫の誕生日会で写真撮影をする	10	－	－	1	1
5. 撮った写真をがんサロンで披露する	10	－	－	1	1

初回遂行スコア＝7/3＝2.3　再評価遂行スコア＝14/5＝2.8
初回満足スコア＝6/3＝2.0　再評価満足スコア＝14/5＝2.8

額そうなカメラを持っています。2か月後にお孫さんが10歳の誕生日を迎えるので2分の1成人式のお祝いをするときに，家族写真を撮りたいとのことでした。ヤマさんは65歳まで写真家だったのです。脳腫瘍と診断されてからはカメラを使うことを諦めていたものの，この前OTと面談をしたことで，また写真を撮ることにチャレンジしてみようと思ったそうです。

OTは，早速近くの公園に一緒に行き，ヤマさんに写真の撮りかたを教えてもらうことにしました。このとき，ヤマさんと娘さん以外に，写真に興味を持ったピアサポート係りのタキさんも一緒に公園へ来てくれました。タキさんはがんサロンにボランティアとして来られており，乳がんを克服して10年が経過された方です。

ヤマさんが公園で風景の写真を撮るときには，写真を撮り始めること（始める），カメラのボタンをみつけること（探してみつける）に時間を要したので，思ったよりも時間がかかり（ペースを保つ），写真を撮り終えた後には疲れた様子（疲れない）でしたが，風景の写真を撮ることはとても上手で，やはり素人とは異なるアングルで素敵な写真を撮ったのです。

写真を撮った後，タキさんと話をしていたとき，ヤマさんはときどき視線がそれたり（目を合わせる），言葉が聞きとりにくかったりする（滑らかに話す）ことがありましたが，ヤマさんとタキさんは大盛り上がりでした（感情を示す）。ただ，あまりにも盛り上がりすぎて，がんサロンの会場になかなか戻ってこないので，がんサロンの主催者が心配して公園に様子をみにきてしまいました（話す長さ，終わる）。

がんサロンの会場に戻った後，ヤマさん，娘さん，OTは再び今後の目標を話し合いました。目標について再度話し合った理由は，前回話し合った目標は曖昧なものでしたが，今なら作業に焦点を当てた具体的な目標を立てられるとOTが感じたためです。その結果，「孫の誕生日会で写真撮影をする」，「撮った写真をがんサロンで披露する」という目標に決まりました[i]。ヤマさんは，「がんになって新しいことを覚えることは難しいけれど，写真を撮ることは忘れていなくて自信になった。来週のがんサロンのときには，撮った写真を印刷してみせてあげるから楽しみにしていてね」と満足そうに帰宅されました。

（池内　克馬）

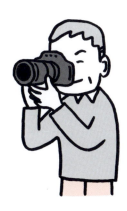

他人の世話にならずに暮らしたい

　キクさんは数年前に老人会の会長を務めた経験があり，自立心の強い85歳の女性です。今回，脳梗塞を発症し，回復期リハビリテーション病棟から自宅に退院することになりました。退院時には基本的なADLは一人で行うことができるようになりましたが，掃除，食事の準備といった家事が課題に残りました。キクさんは入院前に一人暮らしをしており，退院後は近隣に住む息子がしばらくの間泊まり込むことになりました。しかし，キクさんは公的サービスを含め「なるべく他人の世話にはなりたくない」という思いがありました。そこで，入院担当の作業療法士（以下，OT）が訪問作業療法を提案し，利用することになりました[i]。

　退院から1週間後の初回訪問時，キクさんに掃除と食事の準備について伺ったところ，退院後は息子が行っており，キクさんは全く行っていないことが語られました。キクさんは「一人で行いたい」という気持ちを持ち続けていたため，OTは居間に掃除機をかけることと食事の準備として，炊けているご飯を茶碗に盛り，コロッケを電子レンジで温めて皿にのせ，味噌汁を温め直してお椀に入れて，それぞれを箸とともにテーブルに置くのをみせてもらうことにしました。

　掃除機をかける課題では，短いパイプを持って操作するときに，屈んで，手を伸ばすことに力みがありました（身体を曲げる，手を伸ばす）。プラグをコンセントに差すときに，プラグを扱うことが不器用で，過剰に力が入っていました（指先で扱う，力を加減する）。キクさんは，始める前に居間全体に掃除機をかけ，もとあった場所に掃除機を片づけることに合意していましたが，部屋の約半分に掃除機をかけた時点で「こんなもんだよ」と掃除機を置き，居間全体に掃除機をかけませんでした（目的に沿う，止める）。プラグをコンセントに差したままで，片づけ始めることはありませんでした（始める，集める，片づける）。

　食事を準備する課題では，焼き鳥のパッケージの蓋を開けるときに，手が滑り，何度か持ち変えていました（持つ，指先で扱う，両手で扱う）。できたものをテーブルに運ぶときに，食器棚を支えにして伝いながら歩いて運んでいました（安定している，歩く，運ぶ）。キクさんは，始める前にコロッケを出すことに合意していましたが，焼き鳥を選び，合意した仕上がりと異なっていました（目的に沿う，選ぶ）。冷蔵庫から惣菜を選ぶ前に止まり，焼き鳥に手を伸ばし始め，「焼き鳥だったよね？」とOTに質問してから焼き鳥を手にしていました[ii]（情報を集める，始める，続ける）。

---

[i] 退院前に行ったAMPSの結果は，運動能力測定値1.6ロジット，プロセス能力測定値0.8ロジットでした。

[ii] AMPSの結果は，運動能力測定値1.6ロジット，プロセス能力測定値0.8ロジットで，退院前と全く同じ値でした。運動は，同年齢の健常者の平均とほぼ同じ値，プロセスは同年齢の健常者の範囲に入っていますが，平均よりもやや低下していました。

他人の世話にならずに暮らしたい **133**

　それぞれの課題を行った後に，キクさんに振り返ってもらいました。キクさんは2課題とも「こんなもんだよ。問題はなかった」と回答しました。OTは2課題とも，一人で安全でしたが，軽度に身体的な不器用さがあり，軽度に非効率なことを観察したため，キクさんとOTには軽度の相違がありました[iii]。

　キクさんが一人で行うことを目標として，作業遂行の質を低下させている原因を考えました。入院中の情報から脳梗塞による記憶低下や高次脳機能障害はないことから，息子が心配して本人が行う機会がないことや掃除機の操作性の悪さが考えられました。掃除機に関しては，現在の掃除機ではパイプを長くすることはできないため，息子に買い換えることを提案しました[iv]。食事の準備については，退院してからの経験が乏しいことが作業遂行の質を低下させている原因と思われ，キクさんが行うように息子に勧めました[v]。

　翌週，息子が早速，新しい掃除機を用意してくれました。キクさんは，まだ使用したことがなかったため，使いかたを練習しました。安全に行うことができていたため，キクさんが掃除を担うことを提案しました。食事の準備に関しては，キクさんが「やっているよ」と報告してくれました。

　さらに翌週，再評価をしました。キクさんが掃除と食事の準備をすべて行うようになりました。息子は自分の家に戻り，週1回買い物のみ支援するようになりました。キクさんは，「自分のペースで生活できる」と笑顔で話してくれました[vi]。　　（松澤　良平）

---

iii　ACQ-OPは，AMPSとともに行う評価で，評価対象者が経験したことと作業療法士が観察したことの相違の程度を評価します。退院前にも行っており1.1ロジットで，今回は0.8ロジットであり，誤差範囲内で同値といえました。
iv　新しい掃除機にするというのは，代償モデルによる適応作業です。
v　やりかたを変えず今までの方法で食事の準備を繰り返し行うというのは，習得モデルによる習得作業です。
vi　AMPSの結果は，運動能力測定値1.6ロジット，プロセス能力測定値1.3ロジットで，プロセスは有意に改善しました。どちらの値も同年齢の平均とほぼ同じ値でした。ACQ-OPは，1.5ロジットに上昇し，有意に改善しました。

プレゼントをあなたに

　ミドリさんは，物静かな人でした。精神科病院での，集団作業療法プログラムのなかでは目立つことなく，読書をしながらほかの患者さんの様子をみて優しく微笑んでいるような人でした。

　入院してからのミドリさんは落ち着きを取り戻し，主治医や看護師さんからはもう少しゆっくりしたら後は退院するだけ[i]だと思われていました。作業療法中の様子も落ち着いているし，対人トラブルがあるわけでもない…。でも，作業療法士（以下，OT）はミドリさんのことが気がかりでした。

　本当にこのままでいいのかな？　もう少し休んでから退院すればミドリさんは自宅で楽しく健康的に生活していくことができるのだろうか？　ミドリさん自身はどんなふうに思っているのだろうか？　このまま何も聞かずに退院していくミドリさんを見送っていいのだろうか？　いろいろと考え出すと居ても立っても居られなくなったOTはミドリさんと個別で話をする時間[ii]を持つことにしました。

　ミドリさんの部屋を訪ねると優しい笑顔でOTを迎えてくれました。ミドリさんが用意してくれた椅子に腰かけるとOTは，ミドリさんに語りかけました。これまでの生活のこと，今思っていることや考えていること，そしてこれからの生活をどのように送っていきたいと考えているのか，できたらよいなと思うことやしたいと思うことはあるのか[iii]。するとミドリさんはこれまで話してこなかったいろいろなことを話してくれました。なかでも気になっているのは夫との関係のようでした。「私ね，不安なの。今は入院しているからこうして落ち着いて過ごせているけど，退院したらどうなるかわからない。特に夫との関係がうまくいくかどうか。入院までいろいろと迷惑をかけちゃったでしょ。子どもたちも独立して二人きりだから話しかけるきっかけやタイミングもなくなってきてて，ちゃんとコミュニケーションがとれているのか自信がなくて…」。ミドリさんの話を聞いたOTはコミュニケーションを評価できる方法[iv]があることを伝えました。ミドリさんはやってみたいと評価を希望したため，後日時間をとることとしました。

　本当は夫とのコミュニケーションを評価できればよかったのですが，面会などに来る機会がなかったので，作業療法中にほかの患者さんと話をする様子などを観察し評価しました。ミドリさんは相手のほうを見ながら（相手に向かう，目を合わせる），時折笑

---

[i]　病気が治る・症状が治まる＝幸せな人生でしょうか？　作業療法士はクライエントのその先の人生をどう豊かにするのかを一緒に考える専門職ではないかと思います。

[ii]　精神科では集団のプログラムが中心ですが，その時間だけではわからないことがあります。

[iii]　クライエントの作業歴を聞いたり，COPMを活用したりすることでクライエントの思いを知ることができます，ミドリさんは重要な作業として「夫と話をすること」を挙げます。

[iv]　人と交流することも作業のひとつでESIという方法で評価することができます。

顔を見せたり（感情を示す），頷いたりしながら（ジェスチャーを使う），丁寧な口調で話をしていて（合った言葉を使う）[v]，コミュニケーションの質は高いことがわかりました。

　そのことをミドリさんに伝え，改めて作戦を考えることにしました。ミドリさん自身のコミュニケーション能力は高い，けれど夫と話すきっかけがつかめずにいる。その状況を変えるきっかけになるような方法をミドリさんとOTは一緒に考えました[vi]。そのとき，OTはこれまでミドリさんがどんな作業をしてきたのかを話したことを思い出しました。ミドリさんは家族にクッキーを焼くことがあったと話していたのです。その話をミドリさんにすると，「確かに昔はよく焼いていたけどね。子どもが大きくなってからはすっかりしなくなったわね。今は料理もお休み中だったからちゃんとできるか自信がないのよ…」。それを聞いたOTは，実際に簡単な料理を作ってみて上手にできるかどうかを評価する方法があること，そこでわかったことを参考にしながら一緒にクッキーを作る練習[vii]ができることを提案しました。ミドリさんは「そんなことができるなら挑戦してみたい」と笑顔を見せました。

　久しぶりに料理をするミドリさんと相談して，練習としてホットケーキを作ってみることにしました。ミドリさんは道具を準備し，必要な材料を集め（集める），スタッフの手を借りることなく段取りよく（順序よく行う），一人でホットケーキを作ることができていました（目的に沿う）[viii]。実際にやってみたことでミドリさんも自信がついたようで，「やってみるとだんだん思い出してきて，楽しくなってきた。これならクッキーも大丈夫かも」と話したため実際にクッキー作りに挑戦することにしました。

　ミドリさんと一緒にレシピを探して，材料を準備しました。材料を混ぜて，生地を伸ばして，型抜きをして…。クッキーの焼き上がりを待っている間にミドリさんは自分からいろいろと話をしてくれました。「昔はね，こうしてクッキーを焼いて子どもたちと夫と一緒に食べていたの。子どもたちが美味しい美味しいって食べてくれてね。当時はガーデニングもしていてお庭のベンチに座って食べていたのよ。最近すっかり庭の手入れもしていなかったから帰ったらまたガーデニングもしてみようかしら[ix]」。饒舌に話すミドリさんは集団の片隅で静かに本を読んでいるミドリさんとは別人のようでした。そうこうしていると辺りにクッキーの甘い匂いが漂い始めました。綺麗に焼き上がったクッキーを一緒に試食すると…，「美味しい！」思わず顔を見合わせます。「これなら家でも大丈夫そう。このクッキーはね夫へのプレゼントにするの」。そう笑うミドリさんの笑顔がOTにとってのプレゼントでした[x]。　　　　　　（今元　佑輔）

---

[v]　ESIの視点を活用するとクライエントの社会交流の得意なところと苦手なところを確認することができます。

[vi]　作業療法士は自身の考えを押し付けず，クライエントと協働します，クライエントの人生の主人公はクライエント自身だからです。

[vii]　クライエントの作業をAMPSという方法で評価し，作業に介入していきます。

[viii]　AMPSの視点を活用するとクライエントの作業遂行の得意なところと苦手なところを確認することができます。

[ix]　ある作業をきっかけに違う作業に広がっていくことがあります，クライエント自身が作業を選択し取り組んでくださるようになるととても嬉しくなります。

[x]　プログラムを通しての変化。COPM遂行度 2.5→4.3, COPM満足度 3.0→4.3, AMPS運動技能 2.0→2.7, AMPSプロセス技能 1.1→1.2, ESI 1.1→1.4。

ハート形の料理

　アイコさんはアルツハイマー型認知症の診断をもつ70歳代の女性です。夫のヨシオさんと二人暮らしをしており，家事一切の役割を何とかこなしていました。最近，夫に対する嫉妬妄想が激しくなり，作業療法士（以下，OT）が訪問することになりました。訪問初日，アイコさんは好きなことは人と話すことや編み物だと笑顔で語りました。しかし，夫のヨシオさんの話になるとこわばった表情になり，「女性を連れて泊まりでハイキングに出かけている。」と興奮気味に話しました。その一方で，「昔は一緒に行ってたのに…，私も連れて行ってほしい」と寂しそうな表情を見せました。また，「最近認知が入った。記憶が途切れて料理にも時間がかかるようになった」，「私はこんなに頑張ってるのに…，夫に嫌われている」と不安な気持ちや満たされない思いを吐露しました[i]。

　2回目の訪問でヨシオさんは，嫉妬妄想は夕方の暇な時間帯に激しくなること，その内容は事実無根であること，さらには毎日買い物へ行き，同じものを買ってくること，そしてそれらにどのように対応してよいかわからないことを涙ながらに語りました。OTはヨシオさんの気持ちに寄り添いながらも，アイコさんが愛情を求めていることや，料理に時間がかかるようになり不安に感じていることを伝えると，「そんなはずはない，わしが憎くて仕かたがないはず。料理もまだ作れているから大丈夫。手伝わないほうが認知が進まなくてよい」と返答しました。ヨシオさんがアイコさんに期待することは，①興奮せずに穏やかに過ごすこと，②買い物を適度にすることでした。OTはヨシオさんと話したあと，アイコさんの部屋へ行き，次回から数回にわたってお昼ご飯を一緒に作ってヨシオさんに喜んでもらうことを提案し了解を得ました。

　3回目の訪問では，OTが持参した食材を使ってハンバーグとハート形のニンジングラッセを作りました。遂行観察では，何から手をつけてよいかわからず戸惑ったり（始める），食材の切りかたなど同じ質問を何度もしたり（情報を集める），卵を入れ忘れたりして（選ぶ），少し違う形の料理になったり（目的に沿う），茹でたニンジンをまた茹でようとしたりして（順序よく行う），時間を要しました（ペースを保つ）[ii]。

　これらの遂行上の問題をOTが上手にサポートすることで，料理は何とか失敗せずに完成しました。ヨシオさんには訪問前の電話でハート形の料理が出てくるので喜ぶようお願いしていたこともあり，おいしそうに食べてはくれたものの，愛情表現には照れて喜びを表現しませんでした。それでも，アイコさんは普段は褒めてくれないヨシオさんがおいしいと言ってくれたことをとても喜びました。

---

[i]　嫉妬妄想の背景には，自分がおかしくなっていくことに対する焦燥感や，夫に対する見捨てられ不安が強くあると考えられました。

[ii]　AMPS：運動技能2.2ロジット，遂行技能0.7ロジット。

4回目の訪問で，OTはヨシオさんにAMPSの結果をもとにアイコさんのプロセス技能は7歳程度であり，料理を一人でするのがかなり難しくなっていることを説明しました。そして，アイコさんは生活の中でのさまざまな失敗をヨシオさんにばれないよう隠そうとしていること，家事でのがんばりをヨシオさんに認められたいと思っていることを伝えました。この日の昼食では，アイコさんのアイデアで，マヨネーズで「Love」と書かれた「たこ焼き」が出されました。ヨシオさんの反応は前回と同じでしたが，アイコさんは愛情を注げている歓びを感じているようでした。このときの雑談では，かぎ針を使ってヨシオさんのためにコースターを編もうという話が出ました。そして，ヨシオさんは，夕方の暇な時間帯に道具と材料を手渡して，編み物の活動を見守ってもらうようお願いされると，しぶしぶ受け入れました。

　このように週に1回の訪問で，OTは昼食作りや編み物といったヨシオさんに愛情を注ぐ作業と結びつく機会や習慣をつくるとともに，アイコさんのヨシオさんに対する思いを代弁し続けました。また料理では，始めるときや工程の移り変わりで，さりげなく手がかりを与える支援が必要であることを説明し続けました。すると次第にヨシオさんは，買い物や夕食作りのサポートをしてくれるようになりました。さらには時折，ハイキングに連れて行ってくれるようにもなりました。それに伴い，アイコさんも自分の困り感や，感謝の気持ちを言えるようになり，8週目には嫉妬妄想も消えて行きました[iii]。そしてヨシオさんは，妻の買い物の浪費が減り，穏やかに過ごせるようになったおかげで[iv]，介護負担感が軽くなったと感じていました[v]。　　　（西田　征治）

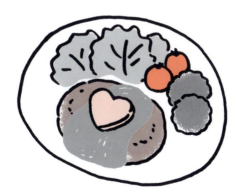

---

iii　日本語版NPI：47点から4点に減少。妄想，うつ，脱抑制，易怒性が消失し，興奮，不安，無関心が軽減しました。
iv　COPM（重要度，遂行度，満足度）：①興奮せずに穏やかに過ごすは，（10，2，2）から（10，8，8）に，②買い物を適度にするは（10，2，2）から（10，8，8）に変化しました。
v　Zarit介護負担尺度：52点から38点に減少し，夫の介護負担感は軽減しました。

一人暮らしのゴールに向かって

　　ススムさんは81歳の男性です。2年前に妻が他界してから一人暮らしをしています。隣には息子家族が住んでいますが，できるだけ自分のことは自分でしたいという思いがあり，日常生活では頼ることなく自立した生活を送っていました。ある日，ススムさんは庭の段差につまずき転倒し，左大腿骨を骨折しました[i]。急性期病院で左人工骨頭置換術を行った後，回復期リハビリテーション病院に転院しました。

　　作業療法士（以下，OT）は初回面接の際に，ススムさんに，どのようなことができるようになりたいか，自宅に帰ってしなければいけないことは何があるかを尋ねました。ススムさんは「入院の間，手術した脚が痛くてあまり動けなかったので，筋力がすっかり落ちてしまいました。今は立ち座りもやっとです。一人でトイレに行くこともできません」と話しました。続けて，「退院して以前の生活に戻りたいので，まずは自分で着替えや入浴ができるようになる必要があります」と話しました。OTがほかにないですか？と尋ねると「便秘も気がかりです。今は看護師さんが薬を管理してくれて飲んでいますが，帰ったらそれも自分でしないといけません。食事にも気をつけたいです。病院の食事はとても勉強になります。家でも自分で料理するので，同じようにはできなくても，自分の身体に合った食事はどんなものか勉強したいです」と話しました[ii]。OTはまず，ススムさんのベッドからの立ち上がりとトイレまでの移動を確認することにしました。ベッドの端に座った状態から靴に手が届かなかったため（手を伸ばす），靴のかかとを踏んだまま（空間を整える），ベッド柵にすがるようにして立ち上がりました（安定している）。ベッドの前のトイレのドアを開けた際に軽くふらつき（安定している），伝い歩きで移動しました（歩く）。OTはススムさんの立ち上がりに必要な下肢筋力の低下や靴に手を伸ばす際に必要な股関節の可動域制限が問題であると考え，ベッドの高さを高くし，靴を履くための火バサミを用意し，トイレのドアを紐で固定し，移動する際に把持できるように置き型の手すりを設置しました[iii]。また，今後，作業療法の中で取り組むことをススムさんと話し合いました。食事の内容を管理栄養士に教えてもらい，実際に作業療法室で料理をすることを提案しました。

　　翌日，多職種スタッフが参加するススムさんのカンファレンスがありました。OTはCOPMで挙がったススムさんが感じている作業の問題を報告しました。1か月半後の退院を目指し，「自分で下剤の調整ができること」，「栄養バランスを考えた食事を作ること」，「近所の移動ができること」の3つをススムさんと多職種チームの目標[iv]とし，

---

i　　既往歴は心不全，腸閉塞でした。

ii　 COPMの結果（重要度，遂行度，満足度）は，トイレに行く（10,1,1），楽に立ち座りをする（8,1,1），ご飯を作る（7,1,1），お風呂に入る（5,3,5）で，遂行スコアは1.5，満足スコアは2.0でした。

iii　代償モデルを使用しています。

iv　 COPMをすることで，クライエントの活動と参加に焦点が当たった目標を考えることができます。

一人暮らしのゴールに向かって　139

各々が何に取り組むか話し合いました[v]。看護師は「排便コントロールに関しては，ススムさんと相談しながら，薬を調整します。また，自宅で自己管理ができるように指導もします」と話しました。管理栄養士は「減塩食や消化によい食事について指導します」と話しました。OTは，ススムさんが自宅で作れるメニューを一緒に考えてもらうよう管理栄養士に依頼しました。

　その後は目標に向けて，歩行練習や服薬練習，調理練習などを反復して行いました。ススムさんは退院する頃には，一人で身の回りのことができるようになり，杖で安全に歩けるようになりました[vi]。ススムさんは「この年になると身体の衰えには敵わないなと思うんです。今回は，ダメかなと思いました。でも，またこうして元気になって，家に帰って生活できることが本当に嬉しいです。ありがとう」と話しました。退院後，ススムさんは近所のスーパーに買い物に行き，料理もして，以前のような暮らしを送っているそうです。

（山口千比呂）

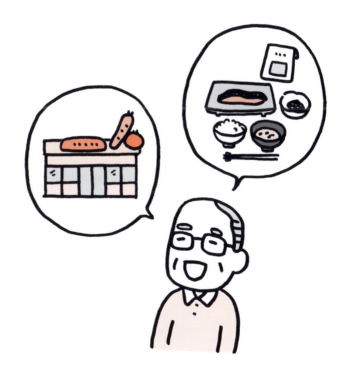

---

v　チームの目標が明確になることで，多職種スタッフの強みが活かされ，多職種協働の促進につながります。
vi　COPMの再評価の結果，遂行スコアは7.0点，満足スコアは6.3点向上しました。

病院でも銭太鼓の先生

　ヨシエさんは“銭太鼓”という踊りの先生です。所属しているグループ最年長の80歳代のベテランです。グループの仲間と地域の老人ホームや子ども会に“銭太鼓”を披露しに出かけています。ヨシエさんは，人のお世話をしたり，おしゃべりをしたり，人と関わることが大好きです。その日も散歩を兼ねて近所の知人に野菜を届けるところで転んでしまいました。救急車で病院に運ばれると，右大腿骨頸部骨折がわかり人工骨頭置換術の手術を受けることになりました。術後より，理学療法，作業療法の処方が出されました。主治医からは，早期の離床と股関節の脱臼肢位に気をつけた生活をするようにと言われました。

　担当になった作業療法士（以下，OT）は，病室に伺い心配そうなヨシエさんに声をかけました。ヨシエさんは，「先生から脱臼に気をつけないとと言われたけど……これからどこまで動けるのか……何ができるのかな……」と今後の不安について打ち明けてくれました。OTは，怪我をする前の生活について，どんなことをしていたのか，何を楽しみにしていたのかを質問し，今後の目標を決めることにしました[i]。するとヨシエさんは，熱心にしていた“銭太鼓”について話を始めました。“銭太鼓”を知らなかったOTは筒状の音の鳴る道具を使うこと，楽曲は民謡や歌謡曲などさまざまで，道具はラップの芯を使って簡単に作れることを教えてもらいました。ヨシエさんとの話から，退院しても“銭太鼓”をすることを目標に決めました。一緒に目標を決めて数日，ベッドの近くで行える歯磨きと靴と靴下を履く作業遂行の観察を行いました[ii]。禁忌を守るため，屈むことができず介助を要したり，靴の固定ができず何度も動作を繰り返したり，全体的な疲れがみられました。身体の寄りかかりや手を前方に伸ばす際のこわばりがありました。創部の痛みもあり，身体を動かすことに怖さを感じていることがわかりました。作業遂行の分析から，痛みと筋力低下，禁忌肢位の影響により屈んだり，足部を持ち上げたりする動作が難しいこと，身体の使いかたを理解してもらう必要があることがわかりました。そしてOTは，材料を準備して“銭太鼓”の道具の作りかたから教えてもらうことにしました。道具を作っている最中のヨシエさんは，OTに「巻くテープをしっかり引っ張って」，「なかなか上手にできている」と頼もしい“銭太鼓”の先生でした。

　痛みが少しずつ落ち着き，理学療法士と歩行補助具の選定をし，車椅子，歩行器と自分で動ける範囲が目標どおりに広がっていきました。OTと靴ベラを使用した靴の着脱練習や禁忌を守りながら，日常生活で必要な動きの練習を行っていきました（代

---

i　COPMの結果（重要度，遂行度，満足度）は，散歩をする（10，1，1），畑仕事（10，1，1），銭太鼓（8，1，1），トイレに行く（7，2，2）でした。

ii　AMPSの結果は運動技能1.2ロジット，プロセス技能1.2ロジットでした。

償モデル，習得モデルの使用）。床への座り込みの練習を兼ねて，実際に床に座って"銭太鼓"を教えてもらいました。OT は，ヨシヱさんの作業をみるつもりでしたが，すっかりヨシヱさんの生徒になっていました。2人でやっている"銭太鼓"に周りのスタッフも興味津々です。ヨシヱさんはスタッフや患者さんから声をかけられてとても喜んでいました。10日間の介入で，経過とともに創部の痛みも落ち着き，ひとりでトイレに行ったり，シルバーカーを使用して廊下を散歩したりができるようになりました[iii,iv]。入院中，病室には"銭太鼓"の仲間の訪問もあり，「先生，元気になって戻ってきてよ」，「できないところは手伝うからね」と声をかけられていました。OT は，座ったり，起き上がったりする際の手順や手伝う方法を"銭太鼓"の仲間の方にもみてもらう機会を設けました。ヨシヱさんは，「入院中も"銭太鼓"ができて嬉しかった」，「退院しても続けられそう」と手術翌日の不安そうな様子と違い明るい表情をしていました。無事に退院し，退院後も仲間の協力を得ながら，"銭太鼓"の練習に通っています。ヨシヱさんにとって大切な"銭太鼓"の作業が継続できているようです。

（山地　早紀）

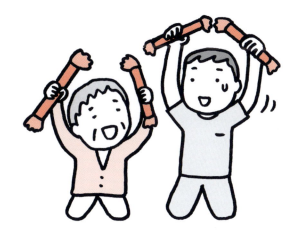

[iii] COPM 再評価の結果，遂行スコアは 3.3 点，満足度スコアは 4.8 点向上しました。
[iv] AMPS は運動技能 1.0 ロジット，プロセス技能 0.4 ロジット向上しました。

元校長の誇り

　ケンさんは70歳代の男性です。身の回りのことがうまくできなくなったことがきっかけで病院へ入院しました[i]。そこで出会った作業療法士（以下，OT）は，ケンさんに「うまくできるようになったらいいなと思うことはありますか」と尋ねました。するとケンさんは「ご飯をこぼしてしまってうまく食べることができないし，歯磨きもとても疲れる」「入院前は毎日字を書いていたんだけど…」とケンさんは深くため息をつき，眉間にしわを寄せました。そして「こんなことも満足にできないなんて情けない」と続けました。

　ケンさんは，60歳で定年するまで小学校校長を務めていました。礼儀作法を重んじ，何でも熱心に取り組む性格で，若い頃から精神力を鍛えるための書写が日課でした。ケンさんは3年前にアルツハイマー型認知症の診断を受けました。入院するまでは，妻の支援を受けながら自宅で二人暮らしをしていました。

　今のケンさんにとって意味のある作業は，食事，歯磨き，書写の3つであると，OTは理解しました[ii]。そして観察してみました[iii]。

　ケンさんは，それぞれの作業の完了に向かって（目的に沿う），尋ねることなく（情報を集める），物品を正しく使用できていました（使う）。しかし，度々手が止まり次のことが始められず（続ける，始める），動作は緩慢で（ペースを保つ），両手が大きく震えていました（滑らかに動く）。湯呑を傾けすぎて，お茶がこぼれることがありました（気をつけて扱う，気づいて対応する）。椅子と机が遠く（位置づける），皿はバラバラに置かれ（空間を整える），手を遠くに伸ばしました。また食器の蓋の開け閉めや字を書いたり消したりを繰り返したり，同じ歯を何度も磨いたりと，時間がかかりすぎていました（順序よく行う，止める）。箸から食べ物が12回滑り落ち，歯磨き粉の蓋を閉める際はうまくかみ合いませんでした（指先で扱う，問題を繰り返さない，持つ，両側で扱う）。歯を磨く間はずっと洗面台にもたれ（傾かない），「腰が痛い」と腰に手を当てました（疲れない）。書写は1時間かけてようやく，用紙の半分を震えた字で書き終えました。ケンさんは「こんなことでは，つまらん！」と両手で強く机をたたきました。

　OTは遂行分析から，ケンさんの遂行の主な問題は，作業を始める，続ける，順序よく行う，滑らかに動く，持つ，疲れない，位置づける，空間を整えることだと判断しました。その原因は，アルツハイマー型認知症による見当識や注意力の低下，内服薬の副作用による錐体外路症状と過鎮静，そして腰痛，筋力や耐久力の低下だと考えら

---

[i]　身の回りのことがうまくできなくなった原因は，妄想とそれによる興奮，そして手足の震えによるものでした。

[ii]　COPM（重要度，遂行度，満足度）の結果は，食事（10, 3, 3），歯磨き（8, 4, 3），書写（7, 1, 1）でした。遂行スコアは2.7，満足スコアは2.3でした。

[iii]　AMPS（食事・歯磨き）の結果は，運動技能 -1.1 ロジット，プロセス技能 -0.5 ロジットでした。

れました。

　ケンさんと妻とOTは，今よりも楽に効率よく食事をとり，歯磨きをし，書写ができることを目標に，取り組むことを一緒に相談しました。まずケアスタッフがケンさんに「食べましょう」「うがいをしましょう」など，開始時や途中に適宜声かけをすることにしました[iv]。そして，食事に使用する箸は箸ぞうくん（自助食器）に変更し，椅子に座ったケンさんの身体と机の間に隙間が空かないようにし，トレーに乗せた食器をケンさんの正面に配膳することとしました。また腰痛や疲労感を軽減するために，座って歯磨きをすることにしました[v]。さらに内服薬の調整について主治医に相談し，減薬することになりました。そして毎日1時間半，書写をする時間と場所を設けて取り組むことになりました[vi]。

　2週間後のケンさんは，以前と比べて，楽に効率よく作業を遂行できるようになっていました[vii]。疲労感なく（疲れない），両手の動作はぎこちないものの（両側で扱う）歯磨き粉の蓋の滑りやもたつきは観察されず，箸から食べ物が落ちたのは3回のみでした（持つ，指先で扱う）。ためらいや止まることはありましたが（始める，続ける），最後まで安全に自立して行いました。書写は1時間で1枚完成するようになりました。ケンさんは「ご飯を食べたり，歯磨きをしたりするのが，だいぶ楽になった」「字を書く時間が，心を落ち着かせてくれる。まだまだだけどね」と笑みを浮かべて話しました[viii]。

　それから身の回りのことが上手にできるようになってきたケンさんは，徐々に自信を取り戻すと同時に，持ち前の性格を発揮し，さまざまな活動に挑戦するようになりました。こうして元気になっていったケンさんは退院し，住み慣れた家での生活を取り戻しました。退院後通うデイサービスでは，できなくなったことがうまくできるようになった経験を，大笑いしながら武勇伝のように自慢しました。ケンさんの姿は，威厳を取り戻した"校長先生"[ix]でした。

（坂本　千晶）

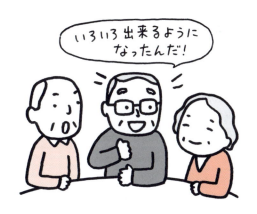

[iv] これはOTIPMの代償モデルによる適応作業であり，社会的環境要素を調整しています。
[v] これらはOTIPMの代償モデルによる適応作業であり，物理的環境要素を調整しています。
[vi] これはOTIPMの習得モデルによる習得作業であり，作業遂行技能の再習得，維持を図っています。ケンさんが時間的にも空間的にも作業ができる環境を整えました。
[vii] AMPS（食事・歯磨き）再評価の結果は，運動技能0.4ロジット，プロセス技能0.1ロジットでした。入院時と比較して，運動技能は1.5ロジット，プロセス技能は0.6ロジット向上しました。
[viii] COPM（遂行度，満足度）再評価の結果は，食事（6，6），歯磨き（6，7），書写（5，4）であり，遂行スコアは5.7，満足スコアは5.7でした。入院時と比較して，遂行スコアは3.0点，満足スコアは3.4点向上しました。
[ix] ケンさんは小学校の校長を定年まで務め上げた自分の存在を誇りに思っており，またそうであり続けたいと願っていました。

事例一覧

		クライエント	診断など	作業	環境	使用した評価法やアプローチ			
						COPM	AMPS	ESI	CO-OP
1	キャッチボールに挑戦	小学2年生	発達性協調運動症	野球	病院（外来），自宅など	○			○
2	オシャレな靴	小学2年生	自閉スペクトラム症	靴紐を結ぶ	通所施設，自宅など	○			○
3	「楽しかった」の積み重ね	小学2年生	脳出血	宝探しゲーム	病院（急性期）	○	○		
4	教室の中の休憩所	小学校教師	なし	図工，算数，国語	教室	○	◎	○	
5	自分の思いを伝える	中学3年生	不登校，自傷行為	社会交流	精神科病院			○	
6	コミュニケーション力をつける	大学生	なし	グループワーク	養成校	○		○	
7	悲願の就職	20代	高次脳機能障害	事務職の仕事	病院（外来），通所施設	○	○	○	
8	両親のために働き，朝食を作りたい	20代	高次脳機能障害	料理，仕事	就労支援施設	○	○*		
9	2分の1成人式での写真撮影	高齢者	脳腫瘍	写真撮影	がんサロン	○	△	△	
10	他人の世話にならずに暮らしたい	高齢者	脳梗塞	掃除，食事の準備	自宅		○*		
11	プレゼントをあなたに	50代	双極性感情障害	クッキー作り	精神科病院	○	○	○	
12	ハート形の料理	高齢者	認知症	家事	自宅	○	○		
13	一人暮らしのゴールに向かって	高齢者	大腿骨骨折	セルフケア	病院（回復期）	○	△		
14	病院でも銭太鼓の先生	高齢者	大腿骨骨折	銭太鼓	病院（急性期）	○	○		
15	元校長の誇り	高齢者	認知症	食事，歯磨き，書写	精神科病院，通所施設	○	○		

COPM：Canadian Occupational Performance Measure
AMPS：Assessment of Motor and Process Skills
ESI：Evaluation of Social Interaction
CO-OP：Cognitive Orientation to daily Occupational Performance
○：標準化された方法で使用
◎：スクール AMPS
△：インフォーマルな遂行分析
＊：ACQ-OP（Assessment of Compared Qualities-Occupational Performance）を併用

付録

付録

遂行技能項目一覧

	運動技能	AMPS 技能項目名	簡単な説明
1	安定している	Stabilizes	支えを要したり，バランスを崩したりしない
2	傾かない	Aligns	持続的な支えやもたれなく課題に必要な物と関わる
3	位置づける	Positions	体を適切に位置づけたり，物と適切な距離をとる
4	手を伸ばす	Reaches	手を伸ばして物をつかんだり置いたりする
5	身体を曲げる	Bends	物をつかんだり置いたりするとき，適切に体幹を曲げたり回旋させる
6	持つ	Grips	物を握ったり摘まんだりして，滑り落ちないようにする
7	指先で扱う	Manipulates	物を指先で器用に扱う
8	両側で扱う	Coordinates	身体の2つ以上の部位を使って，物を扱ったり，安定させたりする
9	動かす	Moves	平面に沿って物を押したり引いたりして動かす
10	持ち上げる	Lifts	物を持ち上げる
11	歩く	Walks	不安定になったり，補助具を使ったりせずに歩行する
12	持ち運ぶ	Transports	物を1つの場所から別の場所に運ぶ
13	力を加減する	Calibrates	適切な力やスピードで物を動かしたり扱ったりする
14	滑らかに動く	Flows	物を扱うときに，腕や手を滑らかに動かす
15	疲れない	Endures	身体的疲労を示したり，休憩をしたりしない
16	ペースを保つ	Paces	速すぎたり遅すぎたり速度がムラになったりしない

	プロセス技能	AMPS 技能項目名	簡単な説明
1	ペースを保つ	Paces	速すぎたり遅すぎたり速度がムラになったりしない
2	注意がそれない	Attends	目をそらさないで，行っていることに注意を向ける
3	目的に沿う	Heeds	行っている課題の目的に沿って遂行する
4	選ぶ	Chooses	必要な物を，必要なだけ選択する
5	使う	Uses	道具や材料を目的に合った方法で，衛生的に使う
6	気をつけて扱う	Handles	道具や材料が壊れたり滑ったり動いたり落ちたりしないように扱う
7	情報を集める	Inquires	必要に応じて，質問をしたり説明書やラベルを読む，不要な質問をしない
8	始める	Initiates	行為や工程をためらいなく始める
9	続ける	Continues	始めたら，途中で止まったり，中断したりすることなく続ける
10	順序よく行う	Sequences	工程を省略したり，繰り返したりせずに，論理的な順序で行う
11	止める	Terminates	長引かせたり，早く終わりすぎたりせずに行為や工程を完了する
12	探して見つける	Searches/Locates	作業をしている環境の中やその周囲で道具や材料を論理的な方法で探し突き止める
13	集める	Gathers	必要な道具や材料を集める，こぼれたり落ちたりしたら集め直す

14	空間を整える	Organizes	作業場が広がりすぎたり，混雑しすぎたりしないように整える
15	片づける	Restores	道具や材料を適切な場所に戻し，作業場を片づける
16	ぶつからない	Navigates	物をぶつけたり，自分が物にぶつかったりしない
17	気づいて反応する	Notice/Responds	問題が起きそうなとき，気づいて反応する
18	調節する	Adjusts	新しい作業場へ行ったり，環境内の道具や機器を調整する
19	問題が起きるのを防ぐ	Accommodates	問題が生じることを防ぐ
20	問題を繰り返さない	Benefits	問題が再び起きたり続いたりすることを防ぐ

	社会交流技能	ESI 技能項目名	簡単な説明
1	始める	Approaches/Starts	適切に交流相手と社会交流を始める
2	終わる	Concludes/Disengages	適切に交流相手と社会交流を終える
3	はっきり話す	Produces speech	はっきりと，聞き取れる言葉で話す，手話やコンピューターによる言葉も含む
4	ジェスチャーを使う	Gesticulates	相手にうまく伝わるように適切なジェスチャーをする
5	滑らかに話す	Speaks fluently	途切れたり速すぎたり遅すぎたりせずに流暢に話す
6	相手に向かう	Turns toward	交流相手に対し，体や顔を向ける
7	目を合わせる	Looks	交流相手とアイコンタクトをとる
8	距離をとる	Places self	交流相手と適切な距離にいる
9	触れる	Touches	交流相手に適切に触れる
10	制御する	Regulates	余計な言動をしない
11	質問する	Questions	社会交流の目的に合わせて交流相手に質問する
12	返答する	Replies	社会交流が続くように質問やコメントに答える
13	開示する	Discloses	意見や感情，自分自身や他人の個人情報を適切に打ち明ける
14	感情を示す	Expresses emotions	適切な方法で感情や気持ちを表現する
15	反対の意思を示す	Disagrees	適切な方法で意見の違いを述べる
16	感謝する	Thanks	交流相手に感謝を伝える言葉や態度を示す
17	話を移行する	Transitions	会話を妨げることなく別の話題に移行する
18	返答のタイミング	Times response	相手の話をさえぎったり，遅れたりすることなく返事をする
19	話す長さ	Times duration	適切な長さで話す
20	順番を守る	Takes turns	順番にやりとりをし，自分も相手も話す番がとれるようにする
21	合った言葉を使う	Matches language	交流相手の能力や理解力に見合った言葉や声のトーンを使う
22	明確にする	Clarifies	交流相手の理解を確かめる，相手が会話についてきていることを確実にする
23	交流しやすくする	Acknowledges/Encourages	交流相手が社会交流に参加することを励ます
24	共感を示す	Empathizes	交流相手に理解や共感を示し，相手をサポートする態度を示す
25	目的に沿う	Heeds	行っている社会交流の目的に沿って交流する
26	問題が起きるのを防ぐ	Accommodates	社会交流の問題が生じることを防ぐ
27	問題を繰り返さない	Benefits	社会交流の問題が再び起きたり続いたりすることを防ぐ

インフォーマル遂行分析（該当欄にチェックする）

	運動技能項目	問題なし	軽度問題	中度問題	重度問題	観察された遂行
1	安定している					
2	傾かない					
3	位置づける					
4	手を伸ばす					
5	身体を曲げる					
6	持つ					
7	指先で扱う					
8	両側で扱う					
9	動かす					
10	持ち上げる					
11	歩く					
12	持ち運ぶ					
13	力を加減する					
14	滑らかに動く					
15	疲れない					
16	ペースを保つ					

	プロセス技能項目	問題なし	軽度問題	中度問題	重度問題	観察された遂行
1	ペースを保つ					
2	注意がそれない					
3	目的に沿う					
4	選ぶ					
5	使う					
6	気をつけて扱う					
7	情報を集める					
8	始める					
9	続ける					
10	順序よく行う					
11	止める					
12	探して見つける					
13	集める					
14	空間を整える					
15	片づける					

		問題なし	軽度問題	中度問題	重度問題	観察された遂行
16	ぶつからない					
17	気づいて反応する					
18	調節する					
19	問題が起きるのを防ぐ					
20	問題を繰り返さない					

	社会交流技能項目	問題なし	軽度問題	中度問題	重度問題	観察された遂行
1	始める					
2	終わる					
3	はっきり話す					
4	ジェスチャーを使う					
5	滑らかに話す					
6	相手に向かう					
7	目を合わせる					
8	距離をとる					
9	触れる					
10	制御する					
11	質問する					
12	返答する					
13	開示する					
14	感情を示す					
15	反対の意思を示す					
16	感謝する					
17	話を移行する					
18	返答のタイミング					
19	話す長さ					
20	順番を守る					
21	合った言葉を使う					
22	明確にする					
23	交流しやすくする					
24	共感を示す					
25	目的に沿う					
26	問題が起きるのを防ぐ					
27	問題を繰り返さない					

あ と が き

　『作業療法がわかる COPM・AMPS スターティングガイド』の改訂にあたり，ESI の章を追加し，15 人の作業療法士に事例を書いてもらいました。初版にはなかった CO-OP についての記載も増やしました。

　COPM を開発したカナダの作業療法士協会の 2022 年のガイドラインのタイトルは「作業参加の促進：協働関係に焦点を当てた作業療法（Promoting Occupational Participation: Collaborative Relationship-Focused Occupational Therapy）」です。もともとクライエント中心の実践の説明でも，協働がキーワードになっていましたが，これが前面に出てきた感じです。日常の多くの作業で他者との関わりが必要であり，協働も社会交流のひとつです。こうした社会交流の様子を 27 項目の技能でみていく ESI は，クライエントを評価するときだけでなく，作業療法士自身の社会交流技能を高めるためにも役立ちます。

　事例の書きかたなどについて，15 人の執筆者と編集担当の北條立人さんとオンライン会議やメールでたびたび意見交換をしました。イラストレーターの坂木浩子さんとも何度かやりとりができて，イメージが膨らむイラストを描いていただくことができました。複数の人が協働するためには，さまざまな努力が必要です。参加者ができるだけ対等な力をもてるように，情熱を注ぎ続けることができるように，これからも経験を通して学んでいきたいと思います。

　事例の章の最初の 2 例で使われている CO-OP は，協働を完遂するアプローチ方法です。「治療，指導，援助」をしようとする作業療法士にとっては，大きなチャレンジとなる方法です。クライエントが自分で考えて自分でやってみてそれを自分で評価することを促すような社会交流技能が，作業療法士に求められます。

　自分の作業で健康になり幸福になるという作業療法の考えは，時を超えて世界中に広まり続けています。人々の作業の実現のために，作業療法士は作業しやすい雰囲気を作り，人々の自発性を歓迎し，協働しながら，人も社会もよりよく変えていくことができます。

　初版と同様に，本書が作業療法をわかるための手がかりとなってほしいと願っています。

2024 年 8 月

吉川ひろみ

索 引

太字は本文の主要説明箇所を示す.

欧文索引

A

Accommodates
　——, AMPS　59
　——, ESI　90
Acknowledges　89
ACQ-OP（Assessment of Compared Qualities-Occupational Performance）**96**, 128, 133
ACQ-SI（Assessment of Compared Qualities-Social Interaction）97
adaptation　58
Adjusts　58
ADL（activities of daily living）の評価　3, 43
Aligns　46
AMPS（Assessment of Motor and Process Model）**40**, 118, 126, 128, 132, 135, 136, 140, 142
　——と遂行分析　67
　——の開発　40
　——の技能項目　44, 45
　——の実施準備　69
　——の実施手順　68
AMPS 課題　43
AMPS 講習会　67
AMPS 認定評価者　75
Anne G. Fisher　40
Approaches　81
Attends　52
Attention Disorder　52

B

Bandura　106
Bends　48
Benefits
　——, AMPS　59
　——, ESI　90
body function　41

C

Calibrates　50
CanMOP（Canadian Model of Occupational Participation）5, 10, 104
capacity　41
Carl Rogers　3
Catherine Trombly　63
Chooses　53
CIOTS（Center for Innovative OT Solutions）75
Clarifies　88
CMCE（Canadian Model of Clientcentred Enablement）5, **8**
CMOP（Canadian Model of Occupational Performance）6
CMOP-E（Canadian Model of Occupational Performance and Engagement）5
CO-OP（Cognitive Orientation to daily Occupational Performance）4, **12**
CO-OP アプローチ　**98**, 116
collaboration　4, 11, 65, 80
Collaborative Relationship-Focused Occupational Therapy　4, 5, **11**
Concludes　81
Continues　55
Coordinates　49
COPM（Canadian Occupational Performance Measure）**2**, 101, 103, 114, 117, 119, 120, 124, 126, 128, 130, 134, 137, 138, 140, 142
　——, 幼いクライエントに対する　27
　——, 介護者との　25
　——, 介護者への　34
　——, 研究の成果指標として　36
　——, 認知症高齢者に対する　28
　—— の開発　2
　—— の拒否　31
　—— の実施時間　17, 35
　—— の実施段階　13
　—— の実施手順　12
　—— の使用, 作業療法士以外の　36
　—— の第 1 段階　12
　—— の第 2 段階　19
　—— の第 3 段階　20
　—— の第 4 段階　21
　—— の第 5 段階　24
　—— の導入　15, 32
　—— の面接　16
COTIPP（Canadian Occupational Therapy Inter-Relational Practice Process）5, **11**
CPPF（Canadian Practice Process Framework）10

D

Dewey, John　8
Disagrees　86
Discloses　85
Disengages　81
Domain and Process　97

E

EBP（evidence-based practic）108
Empathizes　89
Enablement Foundation　5, **9**
enabling occupation　4
Encourages　89
Endures　51
engagement　6
ESI（Evaluation of Social Interaction）**78**, 120, 122, 124, 126, 134
　—— の実施手順　91
ESI 講習会　91
Expresses emotions　86

F

Feuerstein　107

Fischer, Anne G.
40, 64, 65, 96, 103
Flows 51

G

GAS（Goal Attainment Scaling）
37
Gathers 57
generalization 10, 100
Gesticulates 82
Gillen, Glenn 106
Glenn Gillen 106
Goal-Plan-Do-Check（GPDC）
12, 116
grip slip 48
Grips 48

H

Handles 54
Heeds
——, AMPS 52
——, ESI 90
Helen Polatajko 4
Holism 106

I・J

ICF（International Classification of
Functioning, Disability and
Health）36
Initiates 54
Inquires 54
John Dewey 8

L

learn by doing 8
Lifts 49
Looks 83

M

Manipulates 48
Mary Law 2
Matches language 88
meaningfulness 63
Meichenbaum 106
motor skills 42

Moves 49

N

Navigates 58
Notices/Responds 58
NPI（Neuropsychiatric Inventory）
137

O

occupation as end 63
occupation as means 63
occupation-based **66**, 103
occupation-focused **67**, 103
occupational justice 103
OPPM（Occupational Performance
Process Model）10
Organizes 57
OTAP
——, AMPS 71
——, ESI 92
OTIPM（Occupational Therapy
Intervention Process Model）
63, **96**, 118, 122, 143
—— の 4 つの介入モデル 64
—— の介入モデル 97
OTPF（Occupational Therapy
Practice Framework）97

P

Paces 52
performance analysis 60
performance skill 41
Places self 83
Polatajko, Helen 4
Positions 47
PQRS（Performance Quality
Rating Scale）**109**, 114, 117
process skills 42, 44, 90
Produces Speech 82
purposefulness 63

Q・R

Questions 84
Reaches 47
reasoning 110

Regulates 84
Replies 85
Restores 57
Rogers, Carl 3

S

School version of Assessment of
Motor and Process Skills
72, 120
Searches/Locates 56
Sequences 56
Speaks fluently 82
specific skills 91
SST（Social Skills Training） 122
Stabilizes 46
Starts 81

T

Takes turns 88
temporal adaptation 55
Terminates 56
Thanks 86
therapeutic use of self 91
Times duration 87
Times response 87
Top to bottom up アプローチ 65
Touches 84
transaction 15, 104
transfer 10, 100
Transitions 87
Transports 50
Trombly, Catherine 63
Turns towards 83

U

universal skills 91
Uses 53

W・Z

Walks 50
Willard & Spackman's
Occupational Therapy 106
William Rush Dunton Jr 2
Zarit 介護負担尺度 137

和文索引

あ

アイコンタクトをとる技能　83
アクティブ・ラーニング　99
アクノレッジ　89
アコモデーツ
　――, AMPS　59
　――, ESI　90
アジャスツ　58
合った言葉を使う技能　88
集める技能　57
アテンズ　52
アプローチズ　81
アラインズ　46
歩く技能　50
アルツハイマー型認知症
　　　　　　　　　136, 142
アン・フィッシャー
　　　　40, 64, 65, 96, 103
アンプス　**40**, 118, 126, 128, 132,
　135, 136, 140, 142

い

医学モデル　105
意思決定　80
位置づける技能　47
一般化　10
イニシエーツ　54
意味性　63
インクルーシブ教育　72
インクワイアーズ　54
インタビュー技術, COPM におけ
　る　35

う

ウィリアム・ラッシュ・ダントン・
　ジュニア　2
ウォークス　50
動かす技能　49
運動学習
　――の 3 段階モデル　107
　――の理論　107

運動技能　42, 44
　――の難易度　45
運動コントロールの理論　107
運動とプロセス技能評価（AMPS）
　40, 118, 126, 128, 132, 135,
　136, 140, 142

え

エクスプレスエモーション　86
エビデンスに基づいた実践（EBP）
　　　　　　　　　　　108
選ぶ技能　53
エンカレッジズ　89
エンゲージメント　6
エンデュアーズ　51
エンパサイズ　89

お

横断研究　109
オーガナイジズ　57
オーダーメイド医療　3
オティマム　96
終わる技能　81

か

カール・ロジャース　3
介護者への COPM　34
介護負担感　137
開示する技能　85
介入
　――, クライエントの作業中心の
　　　　　　　　　　　65
　――, クライエントの生活との関
　　連が深い　66
介入モデル, OTIPM の　64
回復モデル, OTIPM　65
会話を続ける技能　87
科学的リーズニング　111
学習理論, 作業療法で使われる
　　　　　　　　　　　108
課題　55
課題契約, AMPS　69
課題特異的技能　91
片づける技能　57
傾かない技能　46

活動の一群　16
活動分析と遂行分析の違い　60
カナダ作業遂行測定（COPM）　2
カナダ作業遂行モデル（CMOP）
　　　　　　　　　　　6
カナダ作業療法相互関係実践プロ
　セス（COTIPP）　5, 11
カナダ実践プロセス枠組み（CPPF）
　　　　　　　　　　5, **10**
可能化の基盤　5, **9**
環境, 作業遂行を評価するための
　　　　　　　　　　　74
環境設定, AMPS　69
観察, 最低 2 課題の　70
観察学習　98
観察時間の短縮　75
感謝を伝える言葉や態度を示す技
　能　86
感情を示す技能　86
緩慢　67

き

気づいて反応する技能　58
技能項目採点基準　71
ギャザーズ　57
キャサリン・トロンブリー　63
キャリブレーツ　50
キャンモップ　10
教育モデル, OTIPM　65
共感を示す技能　89
協働　4, 11, 65, 80
協働関係　98
　――に焦点を当てた作業療法
　　　　　　　　　4, 5, **11**
協働的アプローチ　4
ギレン, グレン　106
気をつけて扱う技能　54

く

空間を整える技能　57
クエスチョンズ　84
クライエント
　――, 失語症の　34
　――, 認知症の　34

索引

クライエント
　── からのメッセージ，作業についての　13
　── の作業中心の介入　65
　── の文化　34
クライエント中心
　── の可能化のモデル（CMCE）　5, **8**
　── の作業療法　98
　── の実践　3
クラリファイズ　88
グリップス　48
グリップスリップ　48
グループワーク　124
グレン・ギレン　106
グローバルストラテジー　**12**, 100

こ

コアップ　4, **12**
コアップアプローチ　**98**, 116
　── を支える理論　106, 107
行為　55
高次脳機能障害　126, 128
構成主義理論　108
公正な社会　9
工程　55
行動理論　108
項目反応理論　42
交流しやすくする技能　89
コーディネーツ　49
ゴール達成スケーリング（GAS）　37
国際生活機能分類（ICF）　36
コホート研究　109
コミュニケーション　134
コミュニケーション力　124
コンクルーズ　81
コンティニューズ　55

さ

サーチズ／ロケーツ　56
サービスの獲得と提供　80
採点
　──, AMPS技能項目の　71
　──, 遂行の質の　70

探して見つける技能　56
作業
　── と活動の違い　62
　── の数　19
　── の可能化　4
　── の効果　2
　── の重要度　19
　── の遂行度　21
　── の選択　20
　── のトランザクショナルモデル　103
　── の名前　23
　── の満足度　21
　── の理解　101
作業基盤　**66**, 103
作業経験　104
作業参加　104
作業参加のカナダモデル（CanMOP）　5, 10, 104
作業焦点　**67**, 103
作業遂行　15, 104
　── の観察　60
　── の上手さの程度　40
作業遂行と結びつきのカナダモデル（CMOP-E）　5
作業遂行研究会　75
作業遂行プロセスモデル（OPPM）　10
作業中心の実践　103
作業的公正　103
作業バランス　7
作業分析　61
作業リテラシー　62
作業療法
　──, COPMから始まる　29
　──, 協働関係に焦点を当てた　4, 5, **11**
　──, クライエント中心の　98
　──, 社会交流を改善する　92
　── の質の保証　2
　── の進めかた　96
　── の定義　61
　── のモデル　5

作業療法介入プロセスモデル（OTIPM）　63, **96**, 118, 122, 143
作業療法実践枠組み（OTPF）　97
作業療法プロセス　96
　──, 作業療法教育における　101
　── を説明する理論　97
作業レンズ　62
　── を使う　19
サマリーレポート　72
サンクス　86

し

シアターゲーム　91
シーオーピーエム（COPM）　**2**, 101, 103, 114, 117, 119, 120, 124, 126, 128, 130, 134, 137, 138, 140, 142
シークエンシズ　56
ジェスチャーを使う技能　82
ジェスティキュレーツ　82
シオッツ（CIOTS）　75
時間適応　55
自己効力感　106
失語症のクライエント　34
実際的リーズニング　111
質的研究　109
嫉妬妄想　136
質問する技能　85
自閉スペクトラム症　116
社会交流課題　79
社会交流技能　78
　──, 作業療法士に必要な　91
　── の採点基準　92
社会交流技能項目　81
社会交流の問題　120
社会交流評価（ESI）　**78**, 120, 122, 124, 126 , 134
社会生活スキルトレーニング（SST）　122
社会認知理論　108
習得モデル, OTIPM　64
就労　126, 128
手段としての作業　63

順序よく行う技能　56
順番を守る技能　88
状況（条件）的リーズニング　111
情報共有　**79**, 92
情報収集　**79**, 92
情報を集める技能　54
叙述的リーズニング　111
ジョン・デューイ　8
心身機能　41, 42
身体
　―― が安定している技能　46
　―― や顔を向ける技能　83
　―― を曲げる技能　48
診断的リーズニング　111

す

遂行技能　41, 42
遂行技能項目，AMPS の　45
遂行スコア　23
遂行度の再評価　24
遂行の質　40
　―― の採点　71
遂行の質評定スケール（PQRS）
　　　　　　109, 114, 117
遂行分析　46, **60**, 96, 114
　――，インフォーマルな　67
　―― と AMPS　67
　―― と活動分析の違い　60
　―― を行う時間　74
スクール AMPS　**72**, 120
スターツ　81
スタビライズ　46
ストーリー，作業療法の　110
スピークスフルーエントリー　82
スピリチュアリティ　6

せ

制御する技能　84
生産　80
生産活動　7
制度的環境　8
世間話　**81**, 92
拙劣　67
セルフケア　7
先入観　34

そ

相互交流　15
相互交流的リーズニング　111

た

ターミネーツ　56
ターンズトゥワーズ　83
代償モデル，OTIPM　64
対人交流　122
大腿骨頸部骨折　138, 140
ダイナミック遂行分析　99
タイムスデュレーション　87
タイムスレスポンス　87
多職種協働　139
タッチズ　84
多面型ラッシュ分析　92
ダントン，ウィリアム・ラッシュ・
　ジュニア　2

ち

力
　―― の共有　9
　―― を加減する技能　50
注意がそれない技能　52
注意欠損　52
チュージズ　53
調節する技能　58
調理課題　74
直接技能訓練　98
治療的自己の使用　91

つ

使う技能　53
疲れない技能　51
続ける技能　55

て

テイクスターンズ　88
ディスアグリーズ　86
ディスエンゲージズ　81
ディスクロージズ　85
テーラーメイド医療　3
適応　58
適切な距離をとる技能　83

手続き的リーズニング　111
デューイ，ジョン　8
照れ笑い　86
手を伸ばす技能　47
転移　10, 100

と

東洋医学　106
トップからボトムアップアプローチ
　　　　　　　　　　　65
トップダウンアプローチ　63
止める技能　56
トライ・アンド・エラー　98
トランザクショナルモデル，作業の
　　　　　　　　　　　104
トランザクション　15, 104
トランジションズ　87
トランスポーツ　50
トロンブリー，キャサリン　63

な

ナビゲーツ　58
滑らかに動く技能　51

に

日常作業遂行のための認知的オリ
　エンテーション（CO-OP）　12
日常生活活動（ADL）の評価
　　　　　　　　　　　3, 43
認知行動療法　106
認知症のクライエント　34

の

脳梗塞　132
脳出血　118
脳腫瘍　130
能力　41
ノーティス／レスポンズ　58

は

パーソナルスペース　83
媒介学習体験　107
始める技能
　――，AMPS　54
　――，ESI　81

はっきり話す技能　82
発達性協調運動症　114
発達性協調障害　100
話す長さの技能　87
般化　100
反対の意思を示す技能　86
バンデューラ　106
ハンドルズ　54

ひ

ヒーズ
　——, AMPS　52
　——, ESI　90
非言語的メッセージ　4
人－環境－作業モデル　16
批判的省察　11
評価者寛厳度　68

ふ

フィッシャー, アン
　　　　　40, 64, 65, 96, 103
フォイヤーシュタイン　107
ぶつからない技能　58
物理的環境　8
普遍的技能　91
プレイシズセルフ　83
プレイバックシアター　91, 111
触れる技能　84
フローズ　51
プログレスレポート　72
プロセス技能　42, 44, 90
　—— の難易度　45
プロデューススピーチ　82
文化の違い, 続ける技能における
　　　　　　　　　　　55
文脈　10

へ

ペーシズ　52
ペースを保つ技能　52
ベネフィッツ
　——, AMPS　59
　——, ESI　90

ヘレン・ポラタイコ　4
ベンズ　48
返答する技能　85
返答のタイミングの技能　87

ほ

訪問作業療法　132
ホーリズム　106
ポジションズ　47
ボトムアップアプローチ　63, 106
　——, トップから　65
ポラタイコ, ヘレン　4

ま

マイケンバウム　106
マッチズランゲージ　88
マニピュレーツ　48
麻痺　126
マリー・ロー　2
満足スコア　23
満足度の再評価　24

む

ムーブズ　49
結びつき　6
無頓着　68

め

明確にする技能　88
メモ, AMPS 課題観察中の　70
面接, AMPS　69
面接準備, AMPS の　69

も

目的性　63
目的に沿う技能
　——, AMPS　52
　——, ESI　90
目標 - 計画 - 実行 - 確認　**12**, 116
持ち上げる技能　49
持ち運ぶ技能　50
モチベーション理論　108
持つ技能　48

物の売買　80
問題解決　80
問題が起きるのを防ぐ技能
　——, AMPS　59
　——, ESI　90
問題を繰り返さない技能
　——, AMPS　59
　——, ESI　90

ゆ

ユージズ　53
指先で扱う技能　48

よ

要素還元主義　105
要領が悪い　67

ら

来談者療法　3
ラッシュ分析　68
ランダム化比較試験　109

り

リーズニング　110
　——, 科学的　111
　——, 実際的　111
　——, 状況（条件）的　111
　——, 叙述的　111
　——, 診断的　111
　——, 相互交流的　111
　——, 手続き的　111
　——, 倫理的　111
リーチズ　47
リハビリテーション, クライエント
　にとっての　32
リハビリテーション医学　106
リフツ　49
リプライズ　85
流暢に話す技能　82
領域特異的ストラテジー　100
領域とプロセス　97
両側で扱う技能　49
倫理的リーズニング　111

る・れ

ルックス　83
レギュレイツ　84

レジャー　7
レストアーズ　57

ろ

ロー, マリー　2
ロジャース, カール 3